Ayako ONZO
恩藏絢子 著

郭清華 譯

你忘了一切，卻沒忘記我

一個腦科學家給母親愛的告白，
打破失智者喪失愛與能力的迷思

目錄

【前言】不從「醫生」的觀點，
而從腦科學研究者的角度來關注母親 013

1

六十五歲的母親得了失智症

母親怎麼可能得到失智症？ 020
決定去醫院 027
結果，真的是阿茲海默症 031
機率為零，並不表示絕對不會發生 037

2
阿茲海默型失智症的真實狀況是什麼？
最多人得到的失智症類型 040
比醫生更瞭解媽媽的狀況 043
為什麼無法醫治呢？ 048
病程進展長而緩慢 049
海馬迴與記憶 051
阿茲海默症的「攻擊性」與「迷失」 055
既然是不治之症，為何還有治療用的藥？ 058
「整個人完全變了個樣」是什麼意思？ 061

3
從腦科學的角度開處方箋
不是為了「治癒」，而是「我們還能做點什麼？」
我們應該還能做點什麼吧？ 067

活化預設模式網路 072
如果能夠把記憶填補起來，母親是不是能做更多的事情？ 076
觀察母親的日常生活 079
1. 不會做拿手菜了 080
2. 不相信新的食物 085
3. 味覺變了 088
4. 明明在眼前，卻視而不見 088
5. 被以前的記憶控制 089
6. 唱歌能讓母親心情愉快地獨自完成工作 092
7. 被眼睛看到的東西驅使 092
8. 堅持要自己洗碗 093
9. 獨自一人的時候，什麼也不吃 094
來自腦科學的方法 095
1. 人類記憶的種類 096

2. 安心的問題 100
3. 影響味覺的東西 103
4. 感官的「外溢」與注意力的機制 105
5. 以前的記憶，是安心的場所 108
6. 自主性與幸福感 112
7. 直觀功能 114
8. 確保生活的空間 116
9. 症狀與人的特質 118

記憶其實都存在，只是拿不出來？ 119

後頂葉皮質功能下降時，會發生什麼事？ 127

1. 感覺統合的問題 128
2. 空間認知的問題 130
3. 注意力的問題 132

4

何謂「人的本質」？

區別自己與他人東西的能力

依存關係的痛苦 143
大腦如何區別自我與他人呢？ 146
「錢包被偷了」的妄想，是如何產生的？ 151
推論他人情緒的機制「鏡像神經元」 153
母親在壽司店只吃小黃瓜壽司 155
「莎莉與小安測驗」 157
同理心的腦活動 159
母親忘記我的生日了 161
大腦謀求徹底的效率化 164
母親的角色、女兒的角色 166
變得不認識「家人」或「自己」，是什麼情景？ 169

喪失認知能力後，還剩下什麼？ 173
失智症患者對自己的狀態有什麼感覺？ 176
阿茲海默型失智者的社會感受性 182
失智的康德 185

5 情感本身就是一種感知

確診兩年半後的母親 197
情感在腦科學中的作用 207
情緒記憶容易被留下 210
控制情緒的杏仁核一旦受損，就無法進行有意識的判斷 216
理性來自情感 221
是什麼讓「蘇菲的選擇」成為可能 223
認知失調 225

可以信賴情感的判斷嗎？ 227
無意識的「看」，是「盲視」 230
阿茲海默症患者能自己判斷是否做胃造口手術嗎？ 232
蜜蜂百分之八十的正確率意味著什麼？ 235
情感也是一種智能的表現 237
情感能力，就是對應人事物的能力 241
對一件事情有很多情緒，是正常的 245
豐富的情感會刺激大腦皮質 248
情感塑造一個人的「特質」 251

【尾聲】和父母的竿燈節 255
【文庫版後記】之後的母親與我 265

脳科学者の母が、認知症になる
記憶を失うと、その人は
”その人“でなくなるのか？

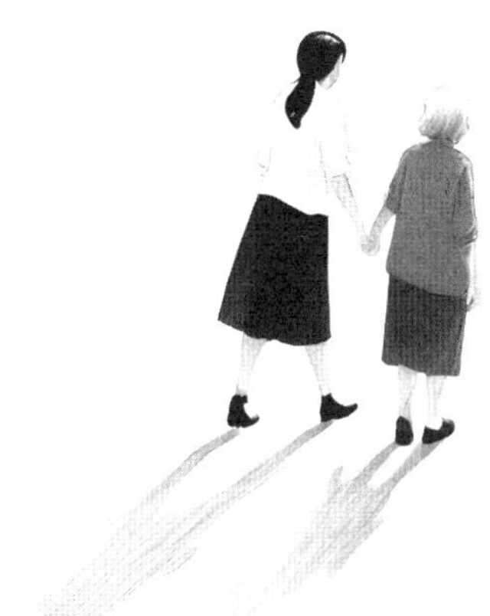

【前言】

不從「醫生」的觀點，而從腦科學研究者的角度來關注母親

母親六十五歲時，被診斷出得了阿茲海默型失智症。從發現有異狀到確診，前後時間大約是十個月。

失智症至今還無藥可醫，也沒有可行的治療方法。就是因為知道得了這個病會很麻煩，我們都不願去面對內心的不確定和擔憂，才會拖了好一段時間才去醫院。

雖然我也有認知「不管是誰，上了年紀後，都有失智的可能」，但在疑慮自己母親有此病症時，頃刻間我還是震驚到如同世界末日來臨，不停自責：**「明明我是研究腦科學的，為什麼沒有預防到這件事？那我又為何研究和大腦相關的知識？」**我十分沮喪。

不過，接受了醫生對母親的診斷之後，面對這個現實，在充滿困惑地和母親一起生活的過程中，我也發現到失智症雖然不能治療，但還是有很多事情可以做。

一個和失智症病患生活的腦科學研究者，應該會比醫生更能近距離地接觸到患者。畢竟我不像醫生要去診治患者，而是以第三者的立場去面對「疾病」，再加上我是腦科學研究者，並且是非常瞭解母親性格的女兒，所以可以發現到母親身上更細微的變化。我試著以腦科學研究者的角度，帶著母親隨時會有驚人言行的心理準備，去觀察她的一舉一動，思考她行為背後的原因。

我就這樣每天觀察母親的變化，然後從腦科學的機制去瞭解任何變化所代表的意義；在兩年半的時間裡，我如同寫日記地記錄、思考母親的轉變。

必須說，我並不把母親當作一個「病例」，而是想徹底面對母親這個「個體」，甚至藉此瞭解「失智症」這個疾病。

首先，我從「腦子起了什麼變化？」這個視角來持續觀察的母親行為，不久後便慢慢發現：從腦的運作來看的話，母親那些似乎令人無法理解的行為，其實是很理所當然的。

在記錄逐漸失去記憶的母親，除了是直接面對母親「不會做的事越來越多」的現實外，也是發現母親「還擁有什麼能力」的過程。

失智症是記憶出現障礙，記不住新事物的疾病，這是客觀的事實；以前輕易就可以完成的事情，現在變得做不到了，而且也做不出適切的判斷。可以說失智症是會無情剝奪一個人能力的疾病。

曾經可以完美地整理家務，做出一桌好菜的母親，變得什麼事情也不做，只是呆坐在沙發上，連最喜歡參與的合唱活動，也不去了。從會做什麼、不會做什麼的觀點來看母親的話，母親變成不是母親了。這讓我感到害怕。但是從母親的反應來看，其實還是可以看到母親未曾改變的一面。

然後，我開始思考母親的「本質」是什麼？其實，這就是問題的所在。

一個人失去記憶前能做到的事，現在變得做不到，那他的本質就改變了嗎？

這麼說來，一個人的本質，難道是由記憶能力造就而來的？

我長年研究腦的功能，尤其專注於情感方面的研究。關於失智症對患者「本質」的影響，也就在母親病情的發展中獲得意想不到的觀察機會。

失智症惡化的速度十分緩慢，失憶的過程也是徐徐前進，所以觀察者能清楚意識到一個個的變化，這讓我有時間去習慣及思考那些變化的成因。

這本書，就是我的考察記錄。

不過我想在此先說的是，母親雖然失智了，但她的「母性本質」並沒有受到損壞。也就是說，失智症並不是會讓人喪失「本質」的病症。

如果這本書能消弭人們對失智症的恐懼，加深對它的理解，那就是我寫下此書的真心期盼。

CHAPTER 1

六十五歲的母親得了失智症

母親怎麼可能得到失智症？

母親失智了。失智症不是某一天就突然出現症狀的疾病，而是會慢慢、慢慢出現變化的病症。

那時是二〇一五年的櫻花季節。從我家可以看到的櫻花樹每天都會盛開，非常漂亮，所以我們每天都在觀察，並且計算櫻花盛開的時間，打算今年也要邀請朋友來賞花。但是某一天早上，母親跑到二樓我的房間，叫著說：「小絢，今天櫻花全開了。」

我走到院子，用矇矓的睡眼看著櫻花……明明只有一株是盛開的——確切地說，頂多只開了五分，還沒「全開」啊。

我望著櫻花，喃喃說著：「全開了嗎……」

這會不會就是母親失智症的開始？我清楚記得當時母親手放在後腦

勺的樣子：她站著不動，以右手用力拍著後腦勺說：「咦……」這到底是從什麼時候開始的？是二〇一五年一月左右吧。那時我就注意到母親經常出現這種迷茫的表情，好像想用手去阻擋要降落到腦中的雲霧般。

看得出來母親似乎遇到什麼困難了。於是我問她：「怎麼了？」母親卻含糊其詞地笑著說道：「沒什麼。我會有什麼事呢？」

然而接下來的一天裡面，母親會有數次停下腳步，莫名其妙地抓著頭。儘管如此，我還是猶豫著要不要帶她去醫院，但心裡總是想：

「怎麼會呢？那可是我媽媽啊！」

「希望是搞錯了。」

我研究腦科學，從文獻裡非常清楚失智症這種毛病，越早治癒越好。但是對我來說，最親近的母親應該不會有這個問題的。我就是抱著這樣的期待。結果是：從注意到母親抓著後腦勺的動作開始，到去醫院接受檢查，中間經過了將近十個月的時間。

那是一個令人沮喪的時期。不管是家事還是工作上的事，原本應該都能俐落處理的母親，卻變得處理不來了。以前很輕易就能做好的事情，現在卻做得猶猶豫豫，甚至做不來。「不應該做不到吧？」我和父親，甚至母親本人，都對此感到無法理解。「這樣都做不來，是怎麼了？」「為什麼會這樣做呢？」「為什麼這麼沒精神呢？」我們無意識地批評了母親的失誤。

其實，母親的失誤還不算什麼大不了的事。例如：她會事情做到一半，就突然停下來不動了。而煮味噌湯時，我家切蘿蔔的方式一向是切成薄片，但偶爾母親會教我切成塊狀。可是有一天，母親看到我切成塊狀時，卻驚訝地說：「你居然會這樣切，真是太厲害了！」

「啊？」我只能這麼回應，因為這明明是母親教我的。但母親的反應讓我們開始有點焦慮了。

對我們而言，「一直以來母親都是同一個人」，這是我們一致不變、最根本的想法，所以當她的行為與我們原先的認知有牴觸時，我們就只會單純反應「咦？」「怎麼了？」

對我和父親來說，母親「不可能有變」、「不可能是生病了」、「母親永遠是母親」，這都是先前理所當然的認知，所以我們因為母親的變化而感到驚訝，也是無可厚非的事。

然而，母親在我們心中根深蒂固的模樣並非永遠不變。她因為病了而漸漸變得沒精神，變得不愛笑，很多時候只是蒼白著一張臉，坐在椅子上靜止不動。

有時，甚至會說：「這裡不是我待的地方。」然後開始收拾自己的行李。

「怎麼突然要離開了？」當我們這麼問時，她回答：「你們不是不認同我了嗎？」

我出生之後，就一直和父母住在一起。二〇〇七年拿到博士學位，算是在日本接受了完全教育。接著，我決定以自由工作者的身分，到澳洲留學三個月，又與企業界一起進行腦科學的研究，也做了一些翻譯工作、寫文章、到處走走晃晃，過著沒有計畫的生活。那時家裡的所有事情全由母親一人處理，我則以外面世界為優先，以眼見外面的世界刺激自己，成為自己的養分，舉凡煮飯、洗衣服、打掃、購物等等家事，我都置身事外。我全心以「徹底專注於自己的興趣，活用學習的成果，找到好的工作」為目標，其他的事情則完全不在我眼中。

然而，好像為了配合母親的變化一樣，二〇一五年時，我的工作也發生了變化。從這一年的九月起，有半年的時間，我要在一所大學用英語授課，為來自海外的留學生講述腦科學方面的課程。對我來說，這是工作上的一大挑戰。雖然以前我曾經在其他大學授課，但全是用日語，而此時卻必須用英語為外國人上課。

我的英語能力並不足以讓我可以即席表現，所以每個星期我都要為自己的獨角戲寫劇本，把所有台詞全部背起來後，再去上課。這是我唯一能想到應付英語授課的方法，為了準備這樣的上課，我忙翻了。但此時偏偏還陸續有一些稿約。雖然在時間上的安排很辛苦，但一直以來依賴父母的照顧，只知道讀書的我，終於開始能夠展現成果了。以前被問到「你工作了嗎？」「在做什麼工作？」的時候，我總是心虛得很，不能理直氣壯地回答，現在終於可以帶著笑容地向別人報告我的工作了。

記得第一次我跟媽媽宣告：「我在大學用英語教課。」當時她的反應讓我感到意外。「哦，這樣呀！很厲害嘛。」母親顯得驚訝，並且在每星期我要去上課時，都會問我：「今天要去哪裡？」我說：「要去上課。」她便反問：「你在教書嗎？」每次我都必須從頭說明一次。

以前我一直是依賴父母的女兒，現在意識到自己可以獨立了，但母親怎會一直記不起現在的我在做什麼?我一直認真學習，為的就是在生活能夠獨立時，讓父母輕鬆地安享晚年。不得不承認，我完全不希望如此的人生藍圖在這個時間點出現破口，於是我裝作沒有發現母親的異狀，只想集中注意力在自己的事情上。

然而，就從那一年的秋天起，母親變了，她不煮飯，也不打掃家裡。那時我每天把自己關在房間裡工作，到了晚餐時間覺得肚子餓了，才走出房間到飯廳，卻不見母親準備好的晚餐。以前每到晚上六點，母親就會像準時的報時器一樣喊著：「吃飯了！」

沒有母親準備的晚餐，我只好經常吃便利商店的食物或外食。可是每天吃外食，經濟上的負擔相對變大了，這讓我有些不安。而且不管怎麼說，出去外面吃飯就是麻煩。雖然我跟母親拜託：「今天我的工作很辛苦，能煮飯給我吃嗎？」但母親給我的回答卻完全不符合現實：「不是已經吃過了嗎？」母親堅持已經吃過了，我也不想麻煩她，乾脆就不吃了，可是還有爸爸呀！總要有個人去準備吃飯的事。「媽，打起精神吧！」我好幾次這樣哀號著。

但是，我的哀號也不能讓事態好轉。不久後，母親連自己喜歡的合唱練習也停止了。她不笑了，也不知道今天是幾月幾號，不知道現在是冬天還是夏天。「母親病了。」我覺得我再也不能自欺欺人了。此時，已經是二〇一五年十一月了。

現在回想當時，不管是痛苦的還是快樂的，都鮮活得彷彿就在眼前。這一年的秋天，是讓我品嘗到種種人生滋味的秋天，也是讓我終於看到現實的秋天。

決定去醫院

儘管如此，我還是害怕去醫院。但母親的症狀已經從外表就可以看得出來，我知道不能再抱任何僥倖的心態了。

對照我所知道的腦科學知識，我認為我的母親失智了。失智症至今仍是沒有藥物可以痊癒的病症，因此，只是被告知病名，就會讓人手足無措，不知如何是好。

一到了晚上，我就會悲觀地想像今後母親可能會出現的變化，覺得十分害怕。「萬一母親的個性變了，那要怎麼辦」、「如果母親出現妄想的情況，那該怎麼辦」、「如果她連家人都不認得了，那怎麼辦」、「我以後必須花多少自己的時間來照顧母親呢」、「父親才剛剛退休，好不容易他們兩人可以一起去許多地方旅行，慢慢享受生活了，卻……」我擔心得每天都在被窩裡流淚。

我已經無法去徹底查閱和失智症相關的論文，甚至害怕打開維基百科去看失智症的資訊。有一次，我試著打開維基百科，但在「臥床」、「死亡」、「不自覺地走動」等字眼跳入眼中的瞬間，我便害怕得立刻關上電腦。對於發生在自己父母身上的事情，即使只是「平均壽命」之類的訊息，我也無法冷靜看待。

但是，一次又一次的，以前認為應該不會發生事情，卻一再出現在眼前。

以前，每當我情緒低落地回到家，母親瞬間就會發現我的神情不對，立刻關心地問我：「怎麼了嗎？」但現在卻對我漠不關心，只是坐在客廳的沙發上，茫然地盯著電視看。

母親的朋友們好像也覺得母親的樣子「似乎有點奇怪啊」，但是他們猶豫著，並沒有說出口，很長一段時間只是把母親的怪異放在心裡……但終究，逃不過現實的衝擊。

「好像恐慌症發作了。」母親合唱團的一個朋友，傳了電子郵件給我，說看到母親在經常搭車的車站因為迷路而恐慌不已。還提及，有時即使坐在回家的電車上，當外面天色變暗時，母親就會不安地一直問：「下一站是哪裡」、「是不是過站了」、「這裡是哪裡」。母親的這位朋友試著安慰我：「有段時間我也有焦慮的症狀，但那是一時的。很多人都會有那樣的時期。我覺得她應該很快就會穩定下來的。」

然而，我隱約感覺到母親的情形不太像迷路或恐慌，而是她的記憶、認知和對自我存在的感知都出了問題。

「怎麼辦？或許是阿茲海默症。」

我去請教從事腦科學研究的朋友，他們的意見是：

「阿茲海默症也可能因為其他原因而引起，例如腦血栓也會出現類似的症狀。這是與生命息息相關的事，所以最好還是去看診。如果是暫時性的症狀，那麼接受治療應該就能好轉，這是幸運的情況，也或許原本只是一場誤會。但如果不是誤會，是真的得到了，那麼早點讓醫生診斷，也可以早點知道能夠怎麼做。」

也有朋友說：「關於疾病的治療，醫生還是比研究人員更加專業。至於治療的方法或用藥，或許也可以問問其他人。」

我問這些朋友，如果是他們的父母得了這樣的病，在知道沒有治療方法的情況下，還會帶去看醫生嗎？

朋友立刻直接回應：「沒有治療方法和沒有可以做的事情，是不一樣的吧！想像也和現實不會一樣！總之，讓醫生確定了之後，才能知道接下來可以怎麼做。不管怎麼說，都比現在獨自一人東想西想來得好。」

在這樣的勸說下，我終於鼓起勇氣帶母親去醫院了。關於帶母親去醫院的事，我覺得父親與我的心情相同，對於以後事情會變得怎麼樣，我們都非常害怕，也一直抗拒承認母親「變奇怪了」，所以，我和父親都不想跟彼此提到母親的事。

只不過，事已至此，已經不能再逃避了。當我問爸爸：「要帶媽去看醫生嗎？」爸爸也毫不遲疑地說：「要啊！走吧！」

結果，真的是阿茲海默症

在醫院這種地方，不管得到什麼疾病，等待看診的時間總是很漫長。我們在等待室裡東看看西瞧瞧，看到有坐在輪椅上的人，也看到一邊打著點滴，一邊被擔架抬進來的人。

如果母親的腳變得不方便了，或接受內科手術，變得必須靠輪椅生活了，那麼我們的生活一定會有很大的改變吧？到時候我就必須承擔起家事吧？因為記憶力或認知力衰退而不能做家事，會比身體變得不能動而不能做家事更糟糕嗎？更或者，會不會因為某種病症或出了什麼意外，而突然離開人世呢？為什麼因為得了失智症，心情就如此沉重啊？失智症是那麼糟糕的事情嗎？至少母親現在還能動，身體也還算健康……我想，因為不同的疾病而在此處的這個人、那個人，心裡一定在想：「如果沒有這樣的病就好了。」

既然如此，頭腦有病和身體有病，不就沒有區別了嗎？沒有人不會生病。不管是誰，都會有各自覺得非常困難的事，每個人的困難未必相同，但相同的是都必須去面對。因此，我不用認為得了「失智症」是特別困難的事情。

然而，真的是這樣的嗎？母親之後要共處的「困難」，是屬於何種性質的困難？所謂的記憶，所謂的認知，到底是什麼樣的東西？想越多，我就越覺得自己所瞭解的腦科學知識非常淺薄。

我想起以前常聽人說，醫院裡消毒水的氣味與從病人身上散發出來的氣味很可怕。如今待在等候室裡，我不只看到人們臉上的不安、害怕，自己的腦子也停不下來，想東想西，坐在我身邊的母親一下子問：「還沒有輪到我們嗎？」再不就是：「下一個是幾號？」她問個不停，並且頻頻確認自己的號碼牌。

那一天母親只是接受了「今天是星期幾」、「請記住在這裡的東西」等等與記憶力和認知力相關問題的測驗，並且做了血液檢查、腦結構檢查。隔天又去醫院做了稱做SPECT的腦功能檢查。一個星期後，我們才得到檢查結果——母親得了「阿茲海默型失智症」。

聽到診斷結果的那瞬間，我只有「果然是這樣」的想法。之所以會這樣，應該是帶母親來到醫院，心裡早已處於「已經不知道怎麼辦了……母親絕對是病了」的狀況。其他的可能性都消失了，「果然是這樣」的結果，反而讓我鬆了一口氣。而母親則是挺直了背，鎮定地聽著話，回答「是」。

總結醫生說的話，就是「這個病雖然不能醫治好，但是，有些藥或許可以幫助改善神經細胞的傳達、保護神經細胞，減緩症狀惡化的速度。

所以，藥是必須吃的」。醫生另外提到：「除此之外，這裡無法給失智症患者其他的治療，只能做更多對身體有幫助的事，讓患者有更舒適的生活。」就如朋友說的，這是不治之症。清楚了病名後，才能決定可以做什麼事情。

在醫院拿了藥，之後我能做的事情就是：留意母親會出現什麼困難，以及她在生活中會有什麼是屬於醫生看不到的症狀，然後思考母親為什麼會那樣，怎麼做才能讓母親舒適，並且改善她生活中的困難。

以前的母親個性活潑，要她安靜地坐著一分鐘都不容易，她是個擅長交際，也擁有諸多嗜好的人。這樣的人竟然得了阿茲海默症，可以說是相當殘酷的事情。「這麼懶散整天發呆，有一天會變痴呆的！」「為了預防痴呆症，一定要有嗜好，去做自己感興趣的事。」大家總以為給自己找到感興趣的事，然後去從事喜歡的事，就不會得到阿茲海默症——但是，看看我媽媽的情形吧！人世間總有我們無法掌控的事呀。

媽媽生病了。由於沒有人知道該怎麼辦，而我所能做的，就是從現在開始想一些正面的事情；我也有了這樣的覺悟：以前拒絕接受、不願面對的事情，從現在起要好好面對了。如果能這樣，我應該會有所發現吧——發現那些我能做的，也是我要做的事。我想，那就是我之後要一直做下去的事。

在懷疑媽媽是失智症時，我對未來盡是悲觀的想像，可是一旦被醫生證實了，我並沒有突然覺得媽媽昨天和今天有什麼不同，覺得她還是和以前一樣繼續生活著。與其說她突然變得什麼也不能做了，不如說她只是認知功能在緩慢地退化。我們的時間應該還足夠。

我發現，母親的病症確定後，感到安心的人似乎不只有我。

母親自己甚至不慌不亂，反倒是一臉放鬆的表情。老實說，最初提議要去醫院檢查時，母親曾經拒絕，還說：「沒有什麼好擔心的。如果有什麼不對勁的狀況，我自己應該會最清楚。真的沒有什麼事，別管我。」

但是，之後某一天，母親突然對我說：「好奇怪呀。小絢，你聽我說——」母親一邊搔著頭，一邊述說她的夢：「我昨天作了奇怪的夢。我夢見我在玩小學活動中常有的擲球投框遊戲。球和框都是黑色的，大家都在投，我投的球也是黑色的，但我投過去時，框卻往下移動，錯過我的球。明明大家都投進框裡了，就只有我投了好幾次都投不進。很奇怪吧？」她一邊說，一邊做著投擲的動作。為什麼總是投不進呢？那麼認真地投了，為什麼還是投不進呢？——母親儘管堅持自己沒有生病，但是在夢中，她卻清楚感覺到自己與世界脫軌了。

有人說，人會在夢境中曝露自己的盲點。儘管白天裡一再下意識地告訴自己「我沒有生病」或「我很正常」，但無形的不安卻已暗自累積在心中，最終會以作夢的形式，在夢境中浮現而出。所以在經過醫生診斷，確定病情後，就變得沒必要否定自己的病情了。在我看來，母親似乎也因為醫生的診斷結果，而鬆了一口氣。

檢查的結果讓大家放棄了之前對「沒有得病」的期盼，沒有人因此表現出憤怒或困惑的態度。既然已經有了「確實得病」的覺悟，母親的臉上似乎又有了一些笑容。

機率為零，並不表示絕對不會發生

當我還在念大學時，曾經聽到一位老師這麼說：「機率為零，並不表示絕對不會發生。」這句話實在令人太困惑了，所以讓我久久難以忘記。

如果說「治癒率是零」，通常我們都會解釋為「絕對治不好」。但仔細想想，其實不然。

例如，要理解所謂「六分之一的機率」是什麼概念時，可以想像一個切成六等份的蛋糕中的一等份，也就是六分之一塊蛋糕。但是這裡重點是：如果一個完整的蛋糕意謂著一個機率，那麼「六分之一的機率」表示只有六分之一的可能性。也就是說，可以計算的機率是設定在如同一整個蛋糕之中，所有的可能性和背景都先被定義在這個範圍裡面。然而，在現實中，可能會存在一些誰也沒注意到的情況，或是尚未被察覺的背景或條件，它們可能會影響某些事情發生的機率。

例如日本福島第一核電廠發生的事故，據說建廠之初被認為「核電廠蓋在那裡沒有問題」。然而，當時認為「沒有問題」，是因為沒有把「超過十五公尺高的海嘯」，納入整個建廠的條件中。

在有限定的條件下，確實可以計算出或然率，但是，大自然的變化是超出人類所能計算，人類不可能看出所有的條件，所以「機率為零」，並不表示絕對不會發生」。那這樣的想法是否可以拿來看待「人體」？因為人體也是屬於大自然的一部分。

再優秀的科學家也不是全知全能的人，而是瞭解知識有其界限的人。我雖然算得上是個研究科學的人，卻因為母親的病是「不治之症」而大受影響，變得時而憂愁，時而焦躁不安。我們人類所知的事情太少了，所以對「機率為零」之事，應該冷靜面對。

CHAPTER

2

阿茲海默型失智症的真實狀況是什麼？

所謂的阿茲海默型失智症，到底是什麼？會出現什麼樣的症狀？又為何發生呢？

患者本人及其家人，面對一個接一個出現的症狀，會有什麼反應？而患者本人及其家人，可以做什麼事？在描述我們家人的錯誤照顧方式之前，我想談一下阿茲海默型失智症一般的狀況，先弄清楚科學方面理解到了何種程度、以後會有什麼問題……如果能先釐清這些，就不會像我在醫院一樣面對不必要的恐慌。

我想，首先要掌握的是失智的種類有哪些？目前已知的應對方法是什麼？無法治療的話，那該怎麼辦？先瞭解這些客觀的事實後，我們再試著去理解阿茲海默型失智症的全貌吧。

最多人得到的失智症類型

總而言之，失智症的成因很多，會出現的症狀也相當多。

失智症種類中，最多人得到的，就是和我媽媽一樣的阿茲海默型。此外，還有路易氏體失智症、血管性失智症。這幾種都是「認知發生異常」的失智症。不過，由於發生異常的腦部位不同，所以認知變異的情況也不一樣。

阿茲海默型失智症起因於掌管記憶的「海馬迴」萎縮，其特徵便是不容易記住新的事物。

相對於阿茲海默型失智症，路易氏體失智症的早期，是因為大腦皮質中掌管視覺的「枕葉」部位發生問題，這種失智症的主要症狀是出現幻覺。也就是說，這是因為視覺認知發生變易而造成的失智症。不過，這一型的失智症，不管病了幾年，也不會出現記憶障礙。雖然同是「失智症」，卻未必等同於記憶障礙。

至於血管性失智症的原因，是因為腦中的血管堵塞、破裂，造成血管無法運送氧氣，腦中的細胞（神經細胞）因此壞死而引起的。不同腦部位的血管壞死，會出現不同的症狀，有的是運動機能出現障礙，有的是認知機能出現問題。這一型的失智症也未必會出現記憶障礙的症狀。

阿茲海默型失智症、路易氏體失智症和血管性失智症，都是因為神經細胞壞死而引起的。因為死掉的神經細胞無法復元，所以一旦出現病情，就完全無法恢復，所以至今仍被說是「不治之症」。

此外，也有些失智症是屬於暫時性的。例如內臟功能異常、腦血管疾病、營養不良等等，是大腦血液的流動暫時性變差而造成的失智。或是，蛛網膜下腔出血（頭骨與大腦間有血液積存）、正常壓力腦積水（大腦中積存了過多腦脊髓液）等壓迫到大腦的病症，也會引起暫時性的大腦認知機能混亂。這類暫時性的失智在經過治療消除病症後，大腦認知功能就能恢復正常。

因為造成失智的原因有許多，所以即使「持續出現奇怪的言語與行為」，也不要未經檢查就認定是困難治療的失智症，最好還是早點接受檢查，以便即早進行治療。

比醫生更瞭解媽媽的狀況

以一本書來觀察所有的失智症，是不可能的事。本書不是失智症的教科書，而且內容也不是來自接觸過很多失智症患者的醫生或護理人員所陳述的事實經驗。會寫下這本書，純粹是因為我想提供自己對腦科學的認識，給患有失智症者及其家人，希望能夠幫助他們。這是我寫書的初衷。

相較於醫生，他們確實比我更能接觸到「眾多的」失智症患者，但是醫生大約兩個月才會再面對「同一個患者」進行診察（至少對阿茲海默症初期的患者而言，是兩個月回診一次）。然而這樣不算頻繁的診察，並不容易看出阿茲海默症「病人」出了什麼樣的問題。病人的問題，恐怕須要交由對這個病人相當瞭解的人，從腦科學的角度去探索。

這也是我想透過這本書，從出現在母親這個「病人」生活中的具體症狀，配合失智症的發展過程，讓人們對阿茲海默症有更清楚的瞭解。

接下來，我們繼續觀察阿茲海默症的客觀事實吧。

阿茲海默症患者的腦部，到底發生了什麼問題呢？

俗稱「老年痴呆症」的阿茲海默症，是以德國的精神科醫生兼精神病理學家愛羅斯．阿茲海默（Alois Alzheimer）之名來命名的。一九〇七年，阿茲海默發表了最早的阿茲海默症病例——病人是名為奧古斯特．迪特（Auguste Deter）的女性——也就是說，阿茲海默症被發現至今，不過百餘年。

話雖如此，並不是說以前沒有人得過阿茲海默症。因為以前的老年人如果言行變得古怪，通常會被歸類為「精神錯亂」，或得了「妄想症」、「精神病」。

精神上的疾病被認為與腦部有關，是近一百年來的事。在此之前，就如著名的精神分析師，同時也是哲學大師的佛洛伊德所提出的理論一般，人們大都認為精神病是因為幼年時期受到的創傷引起的，因此治療時也大多從精神方面的領域去尋找對應之道。

在不直接損害身體的情況下，研究生物體腦部的技術（例如MRI等等技術），也是近二、三十年來的事。

我們前面提到的奧古斯特．迪特，由於對丈夫產生偏執、強烈的妄想，她到醫院接受診察，見到了阿茲海默醫生。醫生一開始便覺得奧古斯特．迪特表現出來的記憶十分奇特，語言的模式也很紊亂，便把問題的關鍵鎖定在腦部。在這位女性死後，醫生對她進行解剖，並將她的腦部切片，然後用顯微鏡仔細觀察，終於確認她的腦部有著一般人不會出現的變異。

阿茲海默在奧古斯特．迪特的腦中發現的主要變異，是「老年斑塊」與「神經纖維纏結」。這二者至今仍然被認為是阿茲海默症的相關重要因素。

但它們到底是什麼？簡單地說，就是「在腦中形成的、難以消化的大垃圾」。

大腦被使用時，會製造出垃圾。不過，製造垃圾並不是壞事，因為這些垃圾通常會被分解、回收，並且再利用。但基於某種原因，這些垃圾無論如何都無法被自然分解，甚至相互連結，漸漸形成粗大的垃圾。積存在神經細胞與神經纖維間的粗大垃圾，被稱為「老年斑塊」（異常蛋白質「β類澱粉蛋白」的結塊），而積存在單一神經細胞中的粗大垃圾是「神經纖維纏結」（異常蛋白質「Tau」的纏結，見圖1）。

至於這二者為何是造成阿茲海默症的要因呢？因為積存在神經細胞之間的老年斑塊阻礙了細胞與細胞之間的情報傳遞。另外，神經纖維纏結讓積存在細胞中的垃圾阻擋了細胞之間傳遞營養的功能，而導致細胞死亡。

在這兩個因素的影響下，情報無法在腦內順暢地進行傳遞，細胞因此死亡，造成腦的萎縮，於是出現了種種認知障礙、運動障礙。

圖1 阿茲海默症的要因——
老年斑塊（β類澱粉斑塊）與神經纖維纏結

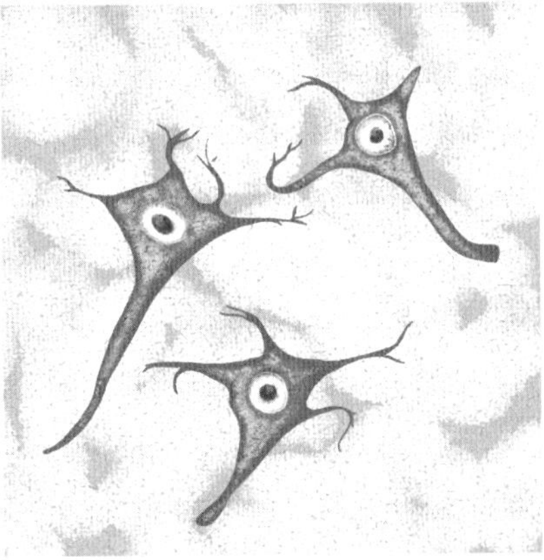

正常人的神經細胞

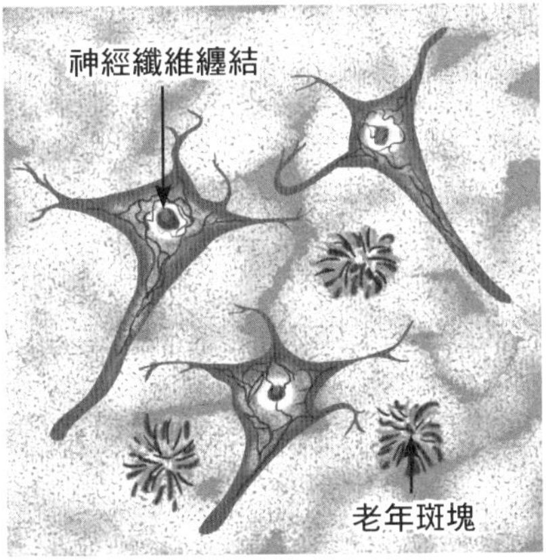

罹患阿茲海默症的患者

老年斑塊：積存在神經細胞與神經細胞間的異常蛋白質「β類澱粉蛋白」。這樣的斑塊會阻礙細胞與細胞間的情報傳遞。

神經纖維纏結：異常蛋白質「Tau」的纏結。這樣的纏結會阻礙細胞中運送養分的功能，甚至導致細胞死亡。

為什麼無法醫治呢？

既然知道阿茲海默症是因為老年斑塊與神經纖維纏結積存在腦中而引起的，那麼，不是只要清除這兩種東西，就可以治療阿茲海默症了嗎？

實際上，阿茲海默症開始的時候，會先出現老年斑塊，緊接而來的便是神經纖維纏結，所以有「老年斑塊是阿茲海默症的元凶」的說法，於是長期以來開發去除老年斑塊的藥與進行藥物的臨床實驗，成為醫療失智症的重要事項（其實，老年斑塊在患者被發現有異狀的前數十年，就開始累積了）。然而二〇一八年初，「即使去除了形成老年斑塊的β類澱粉蛋白，也無法阻止阿茲海默症病情發展」的研究報告，陸續發表出來了。

結果，問題比人們所想像的更複雜。不只老年斑塊，有種理論認為在形成老年斑塊之前，被稱為β類澱粉蛋白寡聚體（Aβ寡聚體）的塊狀物，對神經細胞而言是有毒的物質。還有另一種理論認為，神經纖維纏結與老年斑塊無關，異常蛋白質「Tau」也是阿茲海默症的成因。除了老年斑塊與神經纖維纏結之外，當然還有其他阿茲海默症成因的理論，也都還在進行研究中。

結論就是：不管形成老年斑塊的β類澱粉蛋白，或造成神經纖維纏結的異常蛋白質「Tau」以何種形式連結？又是如何和阿茲海默症有關？真相至今都還不明確，因此當然也就無法確定治療方法︹筆者追記：二〇二一年，以抑制腦內β類澱粉蛋白沉積為目標的「阿杜卡努單抗」（Aducanumab，商品名稱為：Aduhelm）已獲得美國食品藥物管理局有條件批准上市，用以治療阿茲海默症︺。

病程進展長而緩慢

老年斑塊和神經纖維纏結是如何形成的，和失智症又是如何扯上關聯的，至今仍然不清楚，但是，阿茲海默症的第一危險因子是年齡。年齡越大，得到的機率就越高，而且誰都有可能得到。據說八十五歲以上的人，兩人中就有一人罹患阿茲海默症。一般認為，人一旦上了年紀，就會增加異常蛋白質的積存，也就容易發病。

還有，目前已經可以確定的是，神經纖維纏結確實會造成細胞的死亡。

因為神經纖維纏結而導致細胞死亡，是從「海馬迴」開始的，然後隨著時間的前進，細胞死亡的區域慢慢擴大到大腦皮質。

因此，患者本人或周圍親近的人首先注意到患者的異常時，大多是從發現患者的記憶出現問題開始的。當細胞死亡的區域逐漸擴大後，患者不僅記憶力出現問題，語言的能力、解決問題的能力等與日常生活相關的必要認知力、運動力，也會隨之慢慢退化。

阿茲海默症的病情發展，與受損的腦部位有關，當掌管走路、飲食等身體基本機能的腦部位受損後，患者的身體便會逐漸失去自主的功能，最後只能躺在床上，完全接受他人的照顧。而造成患者死亡的主要原因，很多是因為無法自主吞嚥而營養不良，和感染了肺炎等病症。

接受診斷為阿茲海默型失智症的病人，其剩餘的壽命大約是四到八年，不過也有人確診後又活了二十年以上。阿茲海默症是個因人而異，差別性大的病症。相較於其他年長者容易得到的病症，阿茲海默症的特徵是病程進展長而緩慢。

海馬迴與記憶

阿茲海默失智症的病程進行速度，與發生問題的順序雖然因人而異且差別很大，但是有個共通點，就是都會從記憶出現障礙開始。

雖然說上了年紀後，人的大腦都會出現些許萎縮的狀況，但是阿茲海默失智症者的海馬迴萎縮情況和整個大腦比起來，卻特別明顯。也就是說，海馬迴的萎縮和年齡並不相符。

海馬迴在把「當下」發生的事情做為長期記憶儲存的功能上，能夠發揮重要的效果。一九五三年，一位名為HM的病人為了治療癲癇，進行了切除包括海馬迴的內側顳葉手術，手術後，癲癇的狀況是好轉了，但是卻變得無法記住新的事物。例如：對於幾分鐘前聽到的事，卻像是第一次聽到一樣；經由他人介紹了新朋友，也和人家愉快地聊天了，但隔天再見面，卻完全不記得這個昨天認識且聊得熱絡的人。這位HM記得手術好幾年前發生的事，手術後發生的事情卻無法留在腦子裡。

海馬迴受損雖然不會讓既已存在的記憶消失，卻也無法讓新的事物留存在腦中（不過，應該安全無慮的「既存記憶」中，也有可能出現難以想起近幾年發生過的事的狀況。這種現象即稱為「逆行性健忘」。最近發生的事情還無法穩定地保存在腦內，這被認為是受到海馬迴損傷的影響）。海馬迴雖然稱為「記憶的中樞」，卻不是記憶的貯藏庫（現今認為記憶的貯藏庫是大腦皮質），而是要貯藏記憶時一定會使用到的部位。新的記憶發生時，會通過海馬迴，在此處轉換後，才儲存在大腦皮質（這個過程稱為「編碼」）。

不管是誰，隨著年齡的增長，記憶力多多少少都會衰退，面對複雜的事情時，不多做幾次就記不住，學習新的事物也不如以往迅速。但阿茲海默失智症的特徵，便是：再簡單的新事物，也難以記住。這是因為海馬迴受損的緣故。

另外，要喚醒儲存在大腦皮質的記憶時，也要使用到海馬迴（這個過程稱為「提取」）。因為儲存記憶的地方在大腦皮質這個部位，所以即使海馬迴受損了，記憶本身或許並沒有消失不見，只是不能順利地把記憶呼喚出來，因此出現想不起以前事情的現象（圖2）。

阿茲海默失智症初期的具體症狀，便是不容易記住新事件，因此說不清楚當天才發生的事情。還有，即使是剛剛才約定好的事情，也會因為記不住，而忘記了。因為新的事情無法存留於腦中，所以對眼前的人說的話也好像聽不到，很難和人交談。又，有時好像想到要做什麼事情而突然

圖2 記憶的機制——海馬迴與大腦皮質

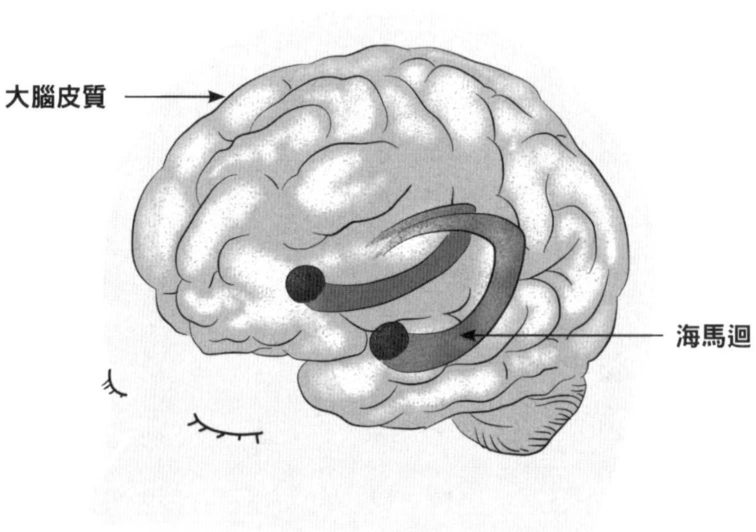

「記憶中樞」海馬迴不是記憶的貯藏庫，大腦皮質才是記憶的貯藏庫。海馬迴會將新近發生的事物轉換（編碼）後儲存在大腦皮質，也能從大腦皮質呼喚出（提取）記憶。

站起來，下一瞬間卻不知自己為何站起來，失去完成目標的能力。因為無法完全掌握「當下」的情況下，所以無法組織看到的事物，也難以進行判斷。母親以前做得非常順手的每日三餐與家中的打掃等等工作，後來幾乎都做不到了。未來不知什麼時候，母親也會出現認知（知道自己在哪裡的基本認知）混亂，變得不知道自己在什麼地方嗎？並且會一再地重複說相同的話。因為忘記「忘了的事情」，所以很難正確地把握自己的症狀，「自覺」方面也會出現問題。

這些都是因為海馬迴受損而產生的症狀。由於患者本人也無法正確地把握自己到底發生了什麼事，只是覺得「自己怪怪的」而情緒不安，所以容易出現焦慮和憂鬱的情況。

阿茲海默症的「攻擊性」與「迷失」

「攻擊性」與「迷失」，是阿茲海默型失智症令人困擾的症狀。這些與海馬迴細胞永久受損而產生的記憶障礙、基本認知障礙、理解障礙、判斷障礙等「無法治療」的症狀不同，被稱為是「周邊症狀」。不過，令人意外的是，這些周邊症狀被認為是可以被緩和的。

例如「攻擊性」這一點。在阿茲海默症的病情發展過程中，當大腦皮質中關係到抑制感情的「額葉」嚴重受損時，就會控制不住衝動的情緒，出現難以緩和的攻擊性行為。這是實際上會發生的情形。不過，因為患者的「額葉」受損而出現的攻擊行為，與因為海馬迴受損而不知道「當下」，做任何事都須要別人幫助的患者比起來，後者因為無法獨立生活，失去自尊心而出現的攻擊性行為，似乎比前者更多。

想到自己「總是失敗」、「給別人帶來麻煩」、「幫不了別人」、「得不到他們的感謝」，就會失去自信心而變得焦躁。這是可以想像得到的事。

還有，因為周圍的人也和患者本人一樣，對患者「為什麼連這個也不會」、「為什麼連這個也會忘記」而感到困惑，如果因此在語言上與患者有所衝撞，那真是再無奈不過的事了。阿茲海默症讓互相尊重與互相體諒變困難了，這也是讓患者變得有攻擊性的原因。

也就是說，雖然患者不會做的事情變多了，但人與人之間如果能夠保有互相尊重的態度與感謝彼此的心，那麼就可以緩和患者的攻擊性。

至於阿茲海默症患者「迷失」的原因也很多，但最大的原因可以說和攻擊性一樣，是在於感覺不到自己的存在感：自己在這裡「一無用處」、「不被需要」、「自己能做事的地方或許在別處」，因為這樣的焦慮與不安而離開家門，走著走著便找不到回家的路。阿茲海默症患者「迷失」的關鍵，在於是否有安心感。

總之，患者已經受損的腦部雖然無法復元，但是，如果能夠照顧到患者因為覺得「自己一無用處」而沮喪的情緒與不安的感覺，那麼患者「攻擊性」與「迷失」的症狀，是可以有所改善的。

既然是不治之症，為何還有治療用的藥？

至今，阿茲海默症的病因仍不明確，沒有可根治的藥物。也就是說：這個病症直到現在都還是不治之症。可是，為什麼患者還是能從醫院拿治療用的藥，那究竟是什麼藥？

簡單來說，那是被認可的，認為可以期待減緩症狀發展的藥。

日本目前使用的這類藥物有四種，每一種都是可以幫助腦中的神經傳達物質（神經細胞之間釋放出來的化學物質。腦中的信息傳遞，靠電的信號與這種化學物質來進行）發揮作用的藥。能夠提高腦的網路信息傳達效率的藥，大致分為兩類。

首先，患者的腦內負責神經傳遞物質的乙醯膽鹼（Acetylcholine）的濃度不足，是阿茲海默症的原因之一，這是人們已經知道的事。因此開發出了以增加乙醯膽鹼為目標的藥，這是其中的一類，例如愛憶欣

（Aricept）、憶思能穿皮貼片（Exelon Patch）、利憶靈（Reminyl）等。

另外，人們也知道傳達神經的物質麩胺酸（Glutamic acid）在腦部的神經細胞間異常增加，持續刺激接受麩胺酸的受體，也是阿茲海默症的原因。因此，可以阻擋受體過多地接收麩胺酸的藥，也被開發出來了。這就是另外一類人們認為可以減緩阿茲海默症發展的藥，例如美憶（Memary）就是這種藥。

為什麼這些負責神經傳達的物質會不足或過多呢？目前原因仍然還不清楚，但為了阻止那樣的現象，確實有一些對應的藥物被開發出來了。然而，那些藥物真的可以阻止那些現象，延緩病情的發展嗎？現今尚有疑慮。事實上，法國的衛生保健機構判斷這四種藥物不能被認為有足夠的效果，所以決定從二〇一八年八月開始，將這四種藥排除在醫療保險之外。不過，既然阿茲海默症發病的機制還不明確，處理與阿茲海默症相關聯的問題，或許只能像受傷時，先貼個ＯＫ繃暫做處理一樣。

另外，雖然母親去的醫院沒有介紹，但除了藥物以外，其實還有別的治療方式可以嘗試，例如運動療法、音樂療法、回憶療法等等。

所謂的運動療法，就是靠著定期性的活動身體，以期待有良好效果的方法。舉例來說，每週固定運動三次的人，得到阿茲海默症的機率比每週運動不足三次的人低，這是很清楚的事實。還有，根據利用小白鼠做的實驗顯示，運動能夠促進β類澱粉蛋白的分解，可以減少老年斑塊。也就是說，運動有望減緩阿茲海默症的進行步伐。

不過，關於聆聽音樂來放鬆身心的音樂療法，以及和患者交談、或是看照片、實物，讓患者想起重要的事，憶及過去事物的回憶療法，是否對阿茲海默症患者有效果，在科學上還沒有數據上的資料。只是，音樂療法對因為阿茲海默症而產生的不安、焦慮、無力感等感情上的問題確實有幫助。這是眾所周知的事。儘管認知的功能衰退了，身體在配合音樂取得律動下，還是可能享受到音樂。雖說患者的生活只剩下少許的快樂時間，但音樂本身至少可以讓患者得到「感情上的平靜」。

這意味著回憶療法應該也有相同的效果。談談過去的事情，透過語言的交流，與人進行溝通，能夠降低阿茲海默症患者的「孤獨感」。還有，藉著重要的回憶，讓患者感覺到過去的事情，不僅可以讓患者「感到安心」，並且能喚起患者對記憶中事情的感情。雖然不能讓患者的記憶力復活，但利用殘留的舊記憶來達到活化患者的正面情緒，這是存在可能性的。這就是記憶療法。

「整個人完全變了個樣」是什麼意思？

腦部的損傷雖然無法用藥物治療，但可以用感情面的照顧來緩和病情，這是目前的結論。不過，最重要的問題仍然存在。

阿茲海默症患者本人與他的親人、朋友，最感到不安的問題，就是「整個人完全變了個樣」。沒錯，就是關於個性方面的問題。

當一個人的記憶發生問題時，變得不能對狀況做出判斷，不能做出以前理所當然會做的事情，會讓人感到疑惑：「竟然忘了應該記得的事情」、「居然做了本來不會去做的事」……舉例來說：原本愛好整理、喜歡清潔的人，變得不知道要打掃與整理，讓房子完全失序，零亂不堪。「那麼喜歡乾淨的人，為什麼變成這樣呢？」無論是身邊的人或患者本人，應該很自然會有這樣的疑問。

「所以，媽媽會變得不再是媽媽了嗎？」

對我而言，這實在太可怕了。

現在可以說的，就如前面提到「攻擊性」那部分，當一個人腦的額葉受損時，性格可能會產生變化。不過，當患者的性格變化到出現「攻擊性」時，也表示病情已經明顯惡化了。阿茲海默症患者在初期，雖然會讓周圍的人感覺到「有點不一樣」，但性格方面還沒有太大的變化，所以還不至於讓人感覺「整個人完全變了個樣」，只不過，因為海馬迴的問題，患者不會做的事情明顯變多了。

例如：一個擅長做菜的人，變得不會做菜了；擅長木工的人變得不會做木工了。這或許只是那個人失去了某種特質，但是「會做」與「不會做」可以與「一個人的性格」畫上等號嗎？

我會在下一章裡一邊具體描述生活中我看到媽媽的狀況，一邊探討這個問題。

CHAPTER

3

從腦科學的角度開處方箋

不是為了「治癒」，而是「我們還能做點什麼？」

在日常生活中，母親有什麼樣的具體症狀呢？

舉個例來說。當我和母親一起在廚房裡時，我會一邊洗東西，一邊用餘光觀察母親的行動。為了煮味噌湯，我要求母親把味噌放入鍋子裡溶化。母親拿取了適量的味噌，放進鍋子裡。嗯，很好，味噌已經溶化了。但就在我感到放心，並且準備專心洗滌東西的時候，卻聽到母親問我：「味噌放進去了嗎？」而那時，我們眼前的鍋子裡，呈現的是已溶化的褐色液體。

接著，當我和母親一起坐在餐桌，邊吃著一起煮的晚餐，說著「真好吃」，享受著一天裡必須做的工作做完了，家事也做完了，但就在我覺得放心，可以鬆口氣的瞬間，突然聽到母親說：「唔？小傢伙都睡了嗎？」家裡除了父母和我，還有個已經結婚、沒有和我們住在一起的哥哥，所以會說「小傢伙」，那就是指我和哥哥的小時候。

聽到母親在那個時候說那樣的話，誰能不感到震驚？

這是截至二〇一八年母親的狀況，距離被診斷出有阿茲海默症，已經有兩年半了。這一章，我首先要描述這兩年半母親的具體言行，並且試著從腦科學的角度去觀察。對於身邊沒有親人是失智症患者的人來說，他們尤其不能理解這類病患，我希望能夠透過我的敘述，讓大家理解大腦的機制，藉此明白失智症患者那些令人無法理解的言行是怎麼來的。還有，我也想寫出母親有怎樣的變化，而我們家人又是如何應對母親的改變。希望我的這些記錄，能夠成為應對失智症的處方箋。

我們應該還能做點什麼吧？

能夠讓阿茲海默型失智症痊癒的藥，至今還找不到。不過，能夠延緩病情的藥，應該是有了。那些藥既然能夠延緩病情，也是目前在治療上的唯一選擇，所以我們在醫院拿了藥，並且決定讓母親服用。在醫院判定母親確實得了失智症後，我在回家的車上思考著：**我們還能做些什麼，雖然無法治癒，但我們應該還能做點什麼吧？**

因為醫院的腦部檢查，我瞭解了以下兩點母親的狀態。

一、和腦部的其他部位比較之下，海馬迴的萎縮程度明顯特別大。

二、大腦皮質的後頂葉皮質活動正在惡化。

這兩者都是阿茲海默型失智症的典型腦部變異。

第一點所說的海馬迴萎縮，是阿茲海默型失智症最初就能看到的。這部分我們已經在第二章說過。至於後頂葉皮質，它原本就和海馬迴密切相連，組合成所謂的「預設模式網路」（圖3）。所以對阿茲海默症患者來說，如果海馬迴發生問題時，後頂葉皮質出現功能下降的情況，也就不足為奇了。事實上，隨著海馬迴受損，有些人不僅後頂葉皮質活動減弱，其他部位的活動也會減弱，不過最受影響、最具代表性的部位，還是後頂葉皮質。

「預設模式網路」指的是，當我們休息或放鬆時，比起專注時更加活躍的大腦部位所組成的網路。

圖3 預設模式網路——海馬迴與後頂葉皮質

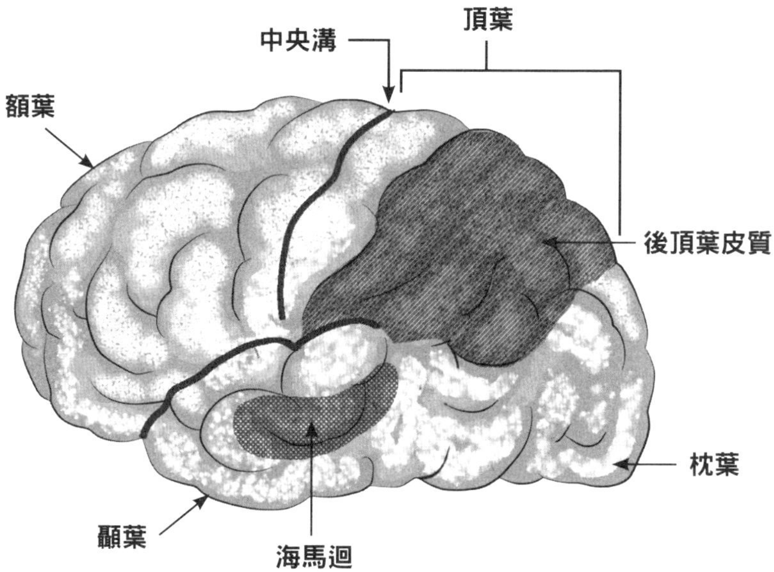

預設模式網路在腦部休息或放鬆時進行記憶的整理。
海馬迴與後頂葉皮質也負責了其中一部分。

人們或許認為越是集中精神使用腦部的話，就越能活化腦部的功能，然而事實並非如此。大腦中有越集中精神使用越靈活的區域，也有休息得越多就越靈活的區域。那麼，大腦在休息時候的功能是什麼呢？那時的大腦主要是在整理記憶。

在休息的時候整理集中使用時發生的事情。例如「以前也發生過類似這次的事情，把這兩件事情連結起來吧」、「以前也有這樣的經驗，把這個當作生存上的重要經驗保存起來吧」、「這是以前從來也沒有經驗過的事，所以還不太瞭解，就照樣存放下來吧」等等。在我們睡覺、休息時，大腦便開始整理我們曾經的經驗。**集中精神用腦當然是很重要的事情，但放鬆、休息的時刻，對我們腦子而言也同樣重要。**

有些人非常執著於認真做事，忙到睡覺的時間也沒有，這樣確實能讓人累積更多的經驗，但儘管經歷的很多事，但完成事情的效率通常卻不太理想。這是因為雖然不斷累積了許多經驗，腦子卻沒有時間去整理經驗與經驗之間的關聯性，及辨別經驗是否重要的關係。

人們在洗澡的時候，或早上醒來的時候，偶爾會靈光一閃般的好像想到了什麼事。那些事情可能是平常被壓抑的，或往日自己做過卻覺得不好意思的記憶，卻突然在那樣的時刻甦醒了。你是否也有過這樣的經驗？因為洗澡和睡覺的時候，都是屬於放鬆自己的時間，所以活化了腦部的預設模式網路，連結了經驗與經驗之間的關係，喚起有意義的老記憶。

後頂葉皮質與海馬迴在這個進行整理、整頓的任務中，擔任著重要的角色。我知道母親的預設模式網路功能不靈活了，就算不管一切地將現實發生的事情刺激進她的腦子裡，她也因為無法進行記憶的整理整頓，而難以掌握經驗與記憶之間有什麼實質上的意義。

因此，即使旁人想做點什麼給予幫助，結果也都變成白費力氣。這只會讓人失去信心，或許會變得什麼也不想做了。事實上，母親現在已不會主動去參與最喜歡的合唱團練習，也不再做飯了。

活化預設模式網路

現在媽媽總是坐在沙發上，她「休息」的時間變得非常長。預設模式網路最活躍的時候，就是人在「休息」時。所以，媽媽坐在沙發上「休息」時，預設模式網路功能應該是非常活躍才對，可是為什麼反而沒有發生作用呢？

可以推想，或許媽媽看似在「休息」，其實內心充滿了種種不安與擔心的事情，腦子處於非常忙碌的狀態。這和專心做某件事的時候是一樣的。

那麼，為了讓預設模式網路活絡起來，該怎麼做才好呢？

我認為，首先可以從「思考」這件事做起。

據說，**不帶「思考」的悠閒散步，是活化預設模式網路的好方法。**

什麼是不帶思考？其實就是心中沒有特定的心事，不要一邊想著該怎麼辦地滿懷心事行走，而是什麼也不想、沒有心事地隨興走著。那種時候，不管是走在熱鬧的市區還是幽靜的大自然中，都比較容易被外在的環境吸引，注意到「咦？這裡還有這樣的東西啊」，或是「這種花開了」……有時也會看到「父母和孩子很幸福地一起散步」。這種對外在世界的注意，常會意外讓人想起以前的事情，成為喚起內在訊息的契機，比如「哦？原來以前我也曾經那樣呀」或「那個時候我也有那樣的感覺」。

走著走著，隨著外在景色的逐漸變化，我們的眼、耳、鼻、皮膚，甚至手腳的肌肉，也會自然地傳遞出種種訊息到腦部。只是走路什麼也不做，和坐在沙發上什麼也不做，是完全不同的。悠閒地走路時，腦子雖然會在不知不覺中接收了適量的刺激，但那是一種全然的放鬆狀態，於是腦部的預設模式網路活化了，能夠進行記憶的整理整頓了。只是坐著，腦子或許會被自己擔心的事情束縛，但到戶外隨意走走時，外面有很多刺激可以轉移對擔心之事的注意力。不要命令自己的腦袋「去想什麼特別的事」，讓外面的事情自然地飛進腦子裡；放鬆下來時，發生在人生中的種種記憶會因此而復甦。

令人驚訝的是，當把注意力轉移到走路時，意外出現的回憶竟能讓人想起生命中曾經發生的事情。這是英國維多利亞時代的科學家兼探險家法蘭西斯・高爾頓爵士（Sir Francis Galton）所提出的報告（請詳見後續會提到：記憶其實都存在，只是拿不出來」），也是促進預設模式網路靈活化的方式。

於是我首先便想到：那麼，讓母親走路不就好了嗎？走路步行也可以說是一種運動療法。前一章說過了，運動被視為對阿茲海默失智症的治療有一定程度的幫助。而且，就算無效，對身體也沒有壞處，可以幫助血液循環，讓身體健康。於是我試著勸說，讓父親和母親每天都出去散步。

這兩年半來，關於母親的阿茲海默症，我們並沒有進行什麼特別的治療，但一直持續著讓她和爸爸兩人一起出門去散步。不管怎麼說，母親在散步的時候心情好像是愉快的。每天都有「心情愉快」的時間，是非常重要的事吧。讓他們兩個人每天試著外出步行兩個小時左右，要走這邊還是那邊，則由當時的心情做決定。原本只是坐在沙發上，動也不想動的母親，因為散步而有了好心情，慢慢就變得「想出去散步」。每次看父親還在慢吞吞地準備出門時，母親就會在一旁催促，焦急地說：「快一點」、「還沒好嗎？」

還有，母親開始散步後沒多久，我收到了母親的朋友傳來這樣的訊息。「你母親看起來情緒好像比以前穩定了。還提到『我先生最近終於退休了，現在可以和他一起去散步了。真的很開心。』」

事實上，與父親一起度過的時光，對母親來說，是比運用散步改善健康狀況、活化預設模式網路、提振動力等一切都更為珍貴的收獲。他們一直以來互相扶持生活，但可能很少有機會一起做同樣的事情，共度時光。儘管散步無法阻止異常蛋白質如β類澱粉蛋白或Tau蛋白在大腦中累積，但確實能夠為母親創造出幸福的時刻。

如果能夠把記憶填補起來，母親是不是能做更多的事情？

在從醫院回家的路上，我還想到另一件「可以做」的事情。母親因為海馬迴與預設模式網路出了問題，很難把當下發生的事情存留在腦內，也很難整理腦中的記憶，因此無法妥善地掌握自己所處的狀況的意義，也不能適切地對事物進行判斷。那麼，如果由在母親身邊的我或父親來代替她進行判斷，給予指示，是否就能讓她做更多的事了？

這是什麼意思？也就是：例如母親想煮味噌湯，一開始她知道要切蘿蔔，但是切到一半時，突然不知道自己為什麼要切蘿蔔，或許也不知道為什麼水沸騰了。她想不起來自己要做什麼，不知道接下來該做什麼……光是想像這樣的畫面，就讓人感到不安而情緒低落。所以我想，母親或許就是因為這樣而變得不想做菜了。

如果真是如此，那麼，若當時旁邊有人告訴她「因為要煮味噌湯呀」，是不是就能夠讓她因此完成味噌湯的烹煮過程呢？如果有人在旁邊協助她進行判斷的工作，母親不就能做烹煮的工作了嗎？這是我的想法。

因為海馬迴的功能受損，就算記得正在「切蘿蔔」這件事，卻不記得幾十分鐘後要完成「煮味噌湯」這件事。既然如此，我只要在一旁反覆說出可以讓母親想起「把蘿蔔放進味噌湯」的指示，就可以了。

母親沒有失去切菜的能力，也沒有失去烹煮食物過程的能力，她只是不能將這些能力組織起來。為了不讓她現在擁有的能力因為「判斷力衰退」與「不安的心理」而被捨棄，我想盡可能地和她一起站在廚房裡。

才剛開始想做什麼，腦子馬上被濃霧籠罩，此時可以幫助母親吹散濃霧的人，就是在她身旁的我。比起母親變得不會料理食物了，可以說以前完全不會煮飯的我，才是大有問題。對我來說，和母親一起在廚房裡做菜，反而是我學習烹煮的大好機會。

所以我覺得這段時間，正好能做些以前想做而做不到的事情，也是學習各種生活技能的好時機。父親和母親找回可以在一起散步的時間，而我可以從母親那裡學會面對未來生活的各種烹煮技術。母親不再只是坐在沙發上，她「能做的事情」變多了。

事實上，母親逐漸擺脫一臉蒼白一直坐在沙發上的狀態了。她會像以前一樣，在我要出門時對我說「好像會下雨，要帶傘哦」或「很冷，要帶外套」等等叮囑的話。在我感冒的時候，也會表現出積極想要照顧我的樣子，甚至可以獨自為我煮稀飯。她變得安心，也找回了自信心，對周圍的事情產生興趣，看起來像是重新做回母親了。

和母親一起散步、烹煮食物，對母親而言，或許就是我們在傳遞訊息給她：「雖然你得了失智症，但我們還是和以前一樣，會和你在一起。」而母親的「做不到」，或許也是因為不安與憂鬱引起的。

觀察母親的日常生活

就這樣，我和母親每星期固定在一起做三天晚餐。只要聽著我的指示，母親確實可以完成烹煮的事（有一次我感冒了，在緊急的狀況下，她好像能力噴發似的，竟然也能獨自完成烹煮的工作）。一般的情況下，都是我決定菜單的。因為就算我問「想吃什麼」，母親也只會說「對啊，要吃什麼呢」，無法提供有意義的意見。母親還是沒有判斷的能力。不過，一旦決定好菜單，她就會積極地幫助我。在烹煮的過程中她會反覆問我相同的問題，例如「這個要做什麼用？」或「接下來要做什麼？」等等，她須要我的指示。這無可奈何的情形，固然是海馬迴損傷所造成的，但從她的問話，不難看出她積極展現「我想做。要怎麼做呢？教我吧！」的心意。

接著，我想描述這兩年半來我和母親一起烹煮食物，也一起圍坐在餐桌旁所發生的一些事。這其中有母親的問題，也有我的問題。

看過那些具體發生過的事情後，我參考了我所知道的腦科學知識，思考為什麼會發生那樣的問題。

1. 不會做拿手菜了

如果可以的話，我想趁著母親還沒有完全失去能力前，繼承母親的廚藝。

一想到母親擅長的料理，天婦羅和茶碗蒸立刻浮現在腦海中。母親的天婦羅深受家人喜愛。我還記得，在我小學時去世的祖父每次都會誇獎她說：「你做的天婦羅真好吃啊。」那時，擔心忙於工作的母親，外祖母偶爾會給我們送些做好的料理，但如果是天婦羅，祖父常常會說：「還是你做的比較好吃啊。」以至於外祖母的好意似乎就這樣被忽略了。

我想繼承母親的天婦羅美味，所以引導母親「來做天婦羅吧」，想藉此觀察母親做天婦羅的方法。

「做天婦羅？好呀！」母親說著，便積極地開始準備做天婦羅的材料。那時我沒有做出任何指示，母親也沒有一再問我問題，我只是看著，母親便順利地獨力完成烹調天婦羅的工作。不只這次如此，後來做天婦羅時，母親一直都是自己完成的。因為有自信，所以她極為自然地操做著。

至少在初期的時候，阿茲海默症患者還能記得很多事。

因為做天婦羅的時候，我實際上是沒有動手的，只在一旁記下作法，所以我到底是否能繼承母親的天婦羅美味，實在是個疑問。做天婦羅要使用很多油，很難納入日常的食譜中，在烹煮過程中我只是站在一旁觀看，從開始到完成都是母親做的。可以說它已成為我和母親的一道特別料理。

但很遺憾的，要做母親的另一道拿手菜茶碗蒸時，卻出現了和做天婦羅時不同的情形。

至於為什麼我無法繼承母親拿手菜的滋味呢？我把現在能想起來的對話寫下來，並且試著思考問題所在。

就如同想做天婦羅時一樣，當我提議說：「來做茶碗蒸吧！」母親也會興致勃勃地回答：「好呀！」

「做茶碗蒸困難嗎？」

「很簡單的。」

「那我們要一起去買材料嗎？」

「先把要買的東西寫下來吧。」

於是，母親很有精神地寫下「雞蛋」。

「沒錯。基本上只要雞蛋和高湯就可以了吧？」

「是的。」

「說到高湯，使用高湯粉也沒關係吧？」

「沒關係。」

「配料呢？媽媽以前不是都會加香菇、雞肉、鴨兒芹、魚板，還有菠菜這些配料的嗎？」銀杏好像很難加進來，所以我省略了。

「加這些配料就夠了。」

我們進了商店，母親把購物籃掛在手上，一邊看著事先寫好的購物單，一邊來來回回地採買，終於買完，回到家裡的廚房。

「先切配料嗎？菠菜要先燙過？」

「是的。」

「雞肉要用味醂或酒醃一下嗎？」

「是的。」

「那我先處理這些。媽媽可以幫忙切魚板、鴨兒芹和香菇嗎？」

「香菇要怎麼切？」

「要做茶碗蒸，所以切成薄片吧？」

「是的。」

接著，母親用我剛才汆燙菠菜的熱水去燙新鮮香菇。

「啊？那是剛才我燙菠菜時用過的水呀，可以再重新燒水的。而且新鮮香菇須要汆燙嗎？不會破壞香菇的鮮味嗎？」

「所以我很快地汆燙了。」

我的烹煮經驗不足，不知道新鮮香菇該不該先用熱水汆燙過，所以心裡有些不安，只好重新燒水。我和母親都沉默地在廚房裡進行各自的作業，不知不覺就切多了香菇、魚板和雞肉。

「會不會太多了？」

「沒有關係吧？」

「蛋和高湯要怎麼處理？要用幾顆蛋？」

「兩顆左右就行了吧。」

「高湯呢？要先用涼水溶化高湯粉嗎？還是用煮沸的水？蛋打散就行了嗎？不用過濾嗎？」

「……」母親沒回答。

總之，我把打好的蛋給母親，她把高湯粒加入蛋液中，然後分別倒入已經加了香菇等食材的容器。

「水呢？」我問。母親便接著將已經倒入蛋液的容器放在水龍頭下，扭開開關。

「……可以這樣嗎？」

「可以的。試試看吧。」

結果，蒸好的茶碗蒸上層太水不夠凝固，而下層又太硬了不好入口，整體的味道更是太淡了。

從以上我和母親的對話可以看出，我一方面希望母親教我，另一方面又不能完全信賴母親，總是先一步地傳遞出我自己僅知的一點點信息，沒有等待母親的主動指導。我想就是因為這樣，所以出現了和做天婦羅時不同的結果。

2. 不相信新的食物

因為至今為止我幾乎沒有做過菜，所以會的烹飪技巧少之又少；而得到失智症的母親能夠想起來的菜色也很少，因此我每天都只好重複做僅會的幾道菜。

記得以前曾經想為交往的對象做便當，有一段時期很努力地學習烹飪。那時還很健康的母親教了我做紅燒牛蒡、馬鈴薯燉肉、炒花椰菜，還有咖哩和豬肉湯。我後來反覆會煮的幾道菜，就是在那時學會的。

所以這時，我想在網路上搜索，看有什麼新菜式可以學，例如糖醋肉。我想和母親一起做，便讓她負責她做得來的切菜工作。但是，母親幾乎不吃我們一起完成的這道菜。一開始，我以為做得不好吃，所以母親不吃。但後來我覺得已經做得很好吃了，一再對母親說：「試吃看看吧。」母親只是「嗯」了一聲，仍舊不動筷子。就算動筷子了，也只是用筷尖沾了一點醬汁，一放進口中，便露出「難吃」的表情。

後來我發現，母親不是因為吃飽了而不吃，因為飯後她很快就拿了米果吃。這讓我感到很不開心。我工作結束後，特地提早回來跟她一起做飯，就算真的不好吃，或是吃不習慣，但對於不擅長料理的女兒煮的食物，給一句「好吃」那樣的鼓勵性話語，也不難吧？於是我有點不開心地說：「媽媽都不吃，真的太過分了。」但對於我的抗議，母親卻堅持說著：「我不是已經好好地吃了嗎？」

我每研究一道新的食譜，就試著照食譜煮出來，最後卻都這樣被母親拒絕品嘗。有一天我真的氣壞了，憤怒地說：「我再也不煮了！」然後跑進自己的房間。母親好像感覺到氣氛不對了（海馬迴與掌管情緒的「杏仁核」緊密相連，因此會讓強烈情緒所引發的事件比一般情緒下發生的事件更容易被記住），她便趁著我不注意的時候，偷偷把我煮的食物放進爸爸的盤子裡。這是為了不讓我生氣，也不會讓她感到難過的方法。這讓我想起了小學吃學校的營養午餐時，會把不喜歡的食物偷偷藏起來的事情。

可見母親是這麼不喜歡我煮的食物。她對這一點非常固執。

3. 味覺變了

我還注意到一件事。那就是母親的味覺或許變了。比起我做的食物，母親對糖果點心與便利商店賣的可樂餅等容易被接受的食物，有了明顯覺得「好吃」的反應（這更讓我鬱悶）。相較於我做的口味複雜的食物，她更喜歡吃味道單純的東西（這或許是無可奈何的事）。母親對味覺的好惡變得非常明顯。她原本就不愛肉類的食物，連加入湯內的肉絲都會刻意避開——漸漸地，她變得不再吃生菜、生魚片與壽司之類的東西。還有，外表看起來不好吃的她也不吃了。就這樣，無法取得她信任的食物變多了。

4. 明明在眼前，卻視而不見

前面曾經提過煮味噌湯的事。明明已經把味噌加入鍋中了，鍋內的液體也已經呈現出味噌的顏色，母親卻還是問我：「放味噌了嗎？」這顯示，母親有時好像看不到眼前的事情。

後來，還有水龍頭事件。

我家的廚房裡有兩個水龍頭開關，紅色的是熱水，藍色的是冷水，十幾年來一直如此，沒有改變。但是，母親每次扭動了紅色的開關，都會很驚訝地說：「奇怪了，怎麼突然跑出熱水了。」就好像她從來不知道廚房水龍頭的開關有兩個一樣。

還有一次，我拜託母親「幫我添飯好嗎？」母親明明回答我「好」，但卻無視電鍋，走向正在煮味噌湯的瓦斯爐。她或許忘記電鍋是什麼了，也或許我拜託她幫忙添飯時，她正在想味噌湯的事，所以一時搞糊塗了。

母親也經常弄錯筷子的數量。家裡除了她，明明只有父親和我，三個人只須要三雙筷子，她卻常常問我：「還要幾雙筷子？」

5. 被以前的記憶控制

讓我最害怕的事情，發生在我們都放鬆下來的那一瞬間。那時我們已經煮完飯，也用完了餐，繞著晚餐「真好吃」的話題談論著，感覺每個人都覺得很幸福、很愉快，但母親突然開口說了那句令我害怕的話：「小傢伙都已經睡了嗎？」

不只提到「小傢伙」……因為哥哥已經結婚，沒有和我們住在一起——這是母親早已知道的事——但她有時竟然還會在我們準備吃飯時，看到只有我和父親兩人，便問：「咦？你哥哥去哪裡了？」有時她也會突然說：「噢？已經回家了嗎？」因為省略了主詞，也不知道她說的是誰。那種時候即使我問母親「誰呀？」她也不回答。總之，存在母親記憶裡，圍坐在餐桌旁一起吃飯的人除了她自己、父親和我以外，還有別人。

此外，她有時還會提到某某某「幾天前打電話給我，我們見面了」，她講起自己童年時的朋友，其實他們至少有幾十年沒聯繫了，卻彷彿是昨天才見面一樣。還有，她會對我說：「你今天一整天都和朋友在外面玩嗎？房子建好了，你應該很開心吧？」這些話讓我完全摸不著頭緒。問了父親之後才知道，似乎是很久以前母親家裡重建房子的記憶，因為飯桌上的某些話題而被喚起了。

若問我此時媽媽說這個話是什麼意思？我想，就是母親飛越時空，把現在和過去的記憶混在一起了——特別是帶著幸福感的，和餐桌相關的記憶。

對母親來說，我和哥哥最可愛的時候，就是當我們還是「小傢伙」的小時候。母親大約每三天就會說到「小傢伙」一次。還有，從母親問我「你哥哥去哪裡了？」這件事，可知對她來說「小傢伙」不是很久以前的事。關於哥哥，他明明已經結婚搬出去住了，但在母親突然冒出來的記憶中，哥哥還是和我們住在一起的。

另外，母親對自己小時候的餐桌記憶，也很深刻。聽說她小時候和鄰居小孩像家人一樣的常常在一起玩，也幾乎每天都一塊吃飯。也就是說，母親的娘家與住附近的朋友、親戚，就像是一個熱鬧的大家族。母親之所以經常感覺到有人還沒回來，或許是因為現在只有三個人的餐桌，讓她感到寂寞了。

6. 唱歌能讓母親心情愉快地獨自完成工作

煮飯的時候，在沒有我提示的情況下，母親偶爾就能集中精神，好好地獨自完成工作。那種時候母親常唱的是一首名為〈初戀〉的歌。我不知道這是誰做的曲子，也不能確定母親是否對它有什麼特定的回憶（我曾經想試著去確認這件事，但失敗了）。然而當母親愉快地唱著這首歌時，她大多能清楚描述當天發生的趣事或有印象的事情。

例如：「今天我去醫院看你祖母了，她還問：『絢子好嗎？』」那一天母親確實去探望祖母。我向父親確認了這件事，而且祖母也確實問了我的近況。因此當母親哼著歌時，不僅能準確說出現實發生的事，也說了很多讓人可以理解的話。

7. 被眼睛看到的東西驅使

料理好食物，母親將菜從鍋子裡取出來，很漂亮地擺放在一個大盤子裡。不過，此時我準備拿到餐桌上分裝食物的小盤子，卻吸引了母親的注意。於是母親馬上拿起小盤子，就在流理台上分裝起已經擺盤得很漂亮的大盤食物。早知如此，何必花時間擺大盤呢？直接把鍋子裡的食物盛到小盤子裡不就得了嗎？這樣還可以少洗一個大盤子。我心裡這麼想著。

就這樣，母親經常出現瞬間就被眼睛看到的東西吸引，而放掉原本要做的事的情形。例如盛飯到一半，突然看到了什麼，就直接走到看見的東西那裡，忘了盛飯到一半，當然也就忘了關電鍋蓋。

8. 堅持要自己洗碗

「這些（蔬菜）要放在這個鍋（鍋子）嗎？」母親只用一個鍋子，已經沒有別的鍋子可以選擇的情況下，還這樣問我。還有「味噌放這樣夠嗎？」明明這是自己嚐嚐味道就知道的事，也要來問我。雖然我告訴她「依媽媽喜歡的口味放就可以了」或「媽媽自己決定吧」，她也一定要得到我決定後的答案。這是因為她覺得自己的判斷力不行，所以不願意自己下判斷的關係吧？但也許是她害怕自己犯錯，也或許是不願意稍後被指責。還有，母親連那樣的事都要來問我，或許是平日我過度干涉母親可以自行決定的事情了。

可是，真的是如此嗎？對於飯後洗碗之事，母親卻碰也不讓我碰。這兩年半裡，我一次碗也沒有洗過。每次飯後，我才把用過的碗拿到流理台，母親就立刻對我說：「放著就好，我來洗。你坐著就好了。」洗碗就是用海綿把水槽裡的碗洗一洗就好了。這是很簡單的事。母親相信自己「能洗碗」。

所以，母親在洗碗的時候，我不會在一旁幫忙，就算她忘了用洗碗劑或沒有洗乾淨，我也不會多發一言。只是，一聽到她從廚房傳出來的歌聲，我就會覺得非常幸福。

9. 獨自一人的時候，什麼也不吃

我和父親不在家的時候，母親總是什麼都不吃，只是等著我們回來。雖然有時會吃些零食，但幾乎看不出她有好好吃飯的樣子。我問她：「你吃飯了嗎？」她回答說：「沒有啊，我在等你回來。」母親本來就食量很小，我還記得以前父親常常打趣說她是「吸空氣就能活的人」。考慮到她這樣嬌小的體型和本來的特質，或許沒必要特別擔心，但一想到我和父親從早上出門到晚上十一、二點才回家，而母親一直沒吃飯，只是獨自坐在沙發上，還是讓我感到不安。我偷偷瞥了她一眼，她馬上敏感地反應：「幹嘛？」接著笑著說：「我只是想和你們一起吃飯而已嘛。」

來自腦科學的方法

對於母親這些有問題的言行，我想從腦科學的角度來思考，並且試著把我思考的事情寫下來。

首先，為了說明母親為什麼能自己做天婦羅卻做不出茶碗蒸之事，我想可以從人類記憶的種類來探討。

1. 人類記憶的種類

阿茲海默型失智症並不會一網打盡地讓「記憶」全部消失。

人類的記憶有好幾種，根據種類的不同，分屬於不同的腦部位管轄。如前面說過的，阿茲海默型失智症患者最先受損的腦部位是海馬迴，所以，與海馬迴相關的記憶出現問題並不奇怪，患者初期的時候，除了與海馬迴相關的記憶有問題外，其他應該還是正常的。

人類的記憶大致可以區分為「短期記憶」與「長期記憶」。

如字面所示，「短期記憶」是只能保持數秒鐘的記憶。例如只有在打電話的時候記住的電話號碼等等，是為了完成某個工作而只保持數秒間的記憶。負責這種用過了就立刻消失記憶的腦部位，就是「額葉」。

母親的這個部位此時還是正常的。所以，「煮味噌湯」的時候，儘管忘記必須花數分鐘以上的時間才能完成任務的最終目的（煮味噌湯），但「切蘿蔔」這種眼前數秒就可以結束的任務，還是辦得到的。

而「長期記憶」就是保存時間比數秒鐘更長的記憶。

「長期記憶」又可以分為「陳述性記憶」與「非陳述性記憶」。

「陳述性記憶」是能被長時間保存，並且可以用語言表達的記憶。例如「那個時間、那個地點、那樣的事」等和個人事件相關的記憶。「那個時候想煮味噌湯」，也屬於這樣的記憶。

還有，不只是屬於個人的記憶，多數人共有的「知識」或「語彙的意思」等記憶，也是「陳述性記憶」，所以說這是使用語言表達的記憶。舉例來說，當有人提到「新宿」這個地區名的時候，你的腦子裡就會浮現「東口有ALTA時尚大樓、歌舞伎町、伊勢丹百貨，西口有東京都廳、某條街道」，對吧？語彙的意思也是記憶。

為了完成這樣的陳述性記憶，想起那樣的記憶，少不了海馬迴的運作功能。因此，阿茲海默症會嚴重影響陳述性記憶。於是，新的記憶片段不能被固定保存，例如忘了「要煮味噌湯」的事，從前的記憶片段不能妥善地被陳述，想不起適當的語言來陳述。

相對於「陳述性記憶」，「非陳述性記憶」是能被較長時間的保存，是不被語言化的記憶，例如騎腳踏車的方法、滑雪的方法、回到熟悉的家的方法、打開鎖的方法等等，這是反覆使用身體而被記住的記憶。負責這種記憶功能的是大腦基底核與小腦。因此，非陳述性記憶的問題大多與阿茲海默症無關。

阿茲海默症讓「海馬迴」萎縮，對長期記憶中的「陳述性記憶」影響深刻。但是，對於同屬長期記憶，由大腦基底核與小腦負責，不用語言記憶而用身體記憶的「非陳述性記憶」，應該沒有影響，所以非陳述性記憶被記著，可以被呼喚出來。

再回來說母親做天婦羅與茶碗蒸的事吧。這兩道食物都是母親重複做過好多次，不必特別用語言敘述作法也做得出來的食物，是靠身體記住的，也就是說有成為非陳述性可能性。事實上，母親在做天婦羅的時候，在一旁的我什麼也沒有說，母親就獨自完成了天婦羅這道料理。

所以，和做天婦羅一樣的，母親的身體應該也早就記住了茶碗蒸的作法，但那時為什麼沒有成功做出她的茶碗蒸呢？我以為是我當時沒有放任母親的身體，而在一開始的時候就出言提問。在「要做出好吃的味道」與「不希望失敗」的想法下，想要確定製作的步驟，於是在製作之初就無意識地對母親做了提示，這反而讓母親的身體難以喚醒製作的方法。畢竟身體的記憶屬於不使用言詞的「非陳述性記憶」。

身體在無意識之時做的事，突然要用意識去進行時，會突然變得不知所措。這種經驗誰都有過。例如「行走」這件事，平常是想也不用想邁開腳就走的事，一旦意識到要「右手與左腳一起動作」來走路時，會突然就不知道要怎麼走了。我對母親就是做了類似這樣的事。當時如果任由母親的身體執行，讓母親在無意識的情況下去做，或許就能順利做好茶碗蒸了。我應該特別記住這一點。

2. 安心的問題

接著來說，我做的新食物為何不能讓母親信任的問題。我試著這麼想：

首先我覺得是「安心」的問題。

以前母親可以獨自一個人料理食物，但後來變得不行了。於是女兒走進自己的廚房，還對自己進行了指點。

我和母親一起在廚房時，母親還能料理食物。就這點來說，我的存在確實有正面的意義，但也剝奪了母親的某種意義。畢竟廚房是母親的地方，是保有她的自尊心之處。

如果說「新人」進入她的地盤，是因為她變得不會料理食物了，這對她而言絕對不是個好理由。

再者，不只是「新人」，「新食物」也一樣。對母親來說，或許

「新來的」讓她有自己的領域被剝奪、被侵佔的感覺。自己以前沒有做過的東西，現在卻當作主角似的擺放在餐桌上——得不到母親的信賴固然令我感到悲傷，但我忽略更重要的：母親或許因此覺得受辱了。

還有，一個人感覺到被威脅的時候，就會出現自我保護的防備傾向，這是大家都知道的事。而母親因為得了失智症，忘記的事情會逐日增加，甚至不可避免地，做出失敗的事情也會越來越多。在外人或家人面前，即使是小小事情也總是做不來，自尊心更因此受到威脅。**她或許是為了保衛自尊心，才會對「新東西」、「不知道的東西」、「與自己價值觀或習慣不同的人」表現出排斥的態度。**

我能夠理解母親的心情，但面對母親明顯難看的表情，這對料理新手的我來說，是極大的打擊，也削減了我對料理食物的熱情。這兩年半來，我與母親便一直如此對立著。沒有和我一起站在廚房裡的話，母親是很難料理食物的。但是，如果我掌握主導權，母親的自尊心便受到威脅。

我現在要做的事情雖然困難，但我仍然努力試著去做，我希望母親對於料理食物這件事的感覺，是「自己主導」，而不是「受別人指示」。

切菜這種比較單純的事情我來做，而站在爐火前調味這種重要的工作，則讓母親去做。我只是做了放調味料的順序與放什麼調味料的指示，在料理食物的過程中盡量讓母親親自去操作，讓她的身體去實行那些過程。還有，我時不時地對母親說：「這個就交給媽媽了。」這會讓母親有「親手在料理食物」的踏實感。如此一來，我們母女之間的對立狀況，有時似乎就能這樣化解了。

不過，儘管我常會語氣溫和地給母親提示，但遇到她一再忘記、做不到我的提示時，我還是會不耐煩地自己去做了。這時我也會覺得「我沒有做好」，畢竟只是給予提示也不是很容易的事。這時期的母親，對新料理還是不大能接受，所以我們只好繼續吃著她所熟悉的食物，這起碼對她的食慾比較有幫助。

3. 影響味覺的東西

雖然是失智症的緣故，但母親不吃東西，或許單純只是因為我煮的東西太難吃了。不過，去除掉這個可能性，我想朝著別的方向思考。「不吃東西」的原因除了安心的問題外，還存在著母親的味覺實際上已經發生變化的可能性。

嗅覺與記憶：法國小說家普魯斯特在他的名作《追憶逝水年華》裡，有一段著名的敘述：泡在紅茶裡的馬德蓮蛋糕的香味，突然讓兒時的記憶鮮活地甦醒了。關於嗅覺的這段敘述，完全符合嗅覺與記憶的關係。嗅覺和視覺與聽覺等感官不同，視覺與聽覺必須經過視丘與大腦皮質才傳達到海馬迴，但嗅覺的傳達可以直抵海馬迴。可以說：氣味確實是喚起記憶的重要刺激因素。

還有，因為氣味的刺激與海馬迴有如此深刻的關係，當海馬迴的功能在阿茲海默症的影響下受損，食物中的「氣味」或許就不容易被感受到，味道的知覺可能因此產生變化。

腸與味覺：還有，隨著年齡的增長，人類對生菜、生魚片等未經煮熟的食物變得較不能接受。這是因為人體的唾液分泌、胃液分泌、牙齒、咀嚼肌肉、腸道的蠕動運動等等的功能，都隨著年齡退化，進入口中的食物比年輕的時候困難消化。

另外，不只因為年齡的緣故，給阿茲海默症患者的使用藥像「利憶靈」，就很可能對消化系統造成副作用。事實上，我母親剛開始吃這個藥，就因為副作用造成身體很不舒服而臥床兩天。那兩天過去後，雖然沒有什麼別的症狀了，但她的消化系統可能受到一些影響，變得不能吃生食，喜歡的口味或許也因此改變了。

為了感覺食物「美味」，只靠有被稱為「味蕾」的舌頭感應器官靈敏是不夠的，還須要有狀態良好的消化系統，和關係到氣味與口味的腦部感覺系統，及自尊心的配合。感覺食物「美味」，是由眾多複雜的感官連結配合，才能成立的。

4. 感官的「外溢」與注意力的機制

前面提到母親在醫院檢查腦部的結果：**會有「明明在眼前，卻視而不見」的問題**。這是大腦皮質的「後頂葉皮質功能退化」所造成的。後頂葉皮質是預設模式網路的一部分，對「注意力」具有重大的影響作用。

我們的大腦時時刻刻都在接收來自眼睛、耳朵、皮膚、內臟傳遞來的龐大訊息。但是感官訊息傳遞到大腦，和有意識地注意到訊息的存在，是不一樣的。舉例來說，東西雖然映入眼中了，卻不代表已經看到了。即使是健康的人，也不可能馬上意識到進入視網膜的全部訊息。就像在玩尋找不同之處的遊戲時，兩張同時出現在眼前的圖片，誰也不可能一眼就看出相異處。視網膜明明已經接收到兩張圖片的全部訊息了，但是大腦卻不能立刻察知兩者的差異。

這種情況被稱為是「感官訊息」對「意識」的「外溢」。也就是意識要抓住的感官訊息太大了，要丟掉全部的訊息是不可能的，所以大腦便發展出注意力的機制，好掌握重要的訊息。後頂葉皮質就是這個機制的一部分。

例如，右側的後頂葉皮質受損的人，有些會完全無視自己左側的事物（此現象稱為「半側空間忽略症」）。例如桌上擺滿了食物，但有此症狀的人完全注意不到左側的食物，只會吃右側的食物。讓他照著畫時鐘上的數字盤時，他也只從12畫到7（圖4）。他並非「看不到」其他的數字，而是「沒有意識到」其他數字。如何證明？就是當旁人指引他去注意「這裡」時，他會好像突然看到似的說：「這裡有這些呀？我沒有注意到。」

母親對眼前事物「視而不見」的原因，就是她「後頂葉皮質」的功能衰退了，造成她的注意力無法妥善地發揮功能（這點我們會在後面「後頂葉皮質機能」再做詳細敘述）。

圖4 半側空間忽略症

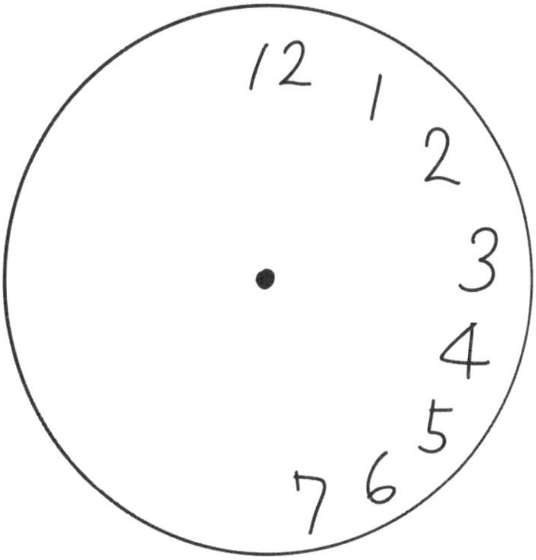

後頂葉皮質的右側受損的患者，
在圓圈中畫時鐘的數字盤時，只會畫出右半側的數字，
左半側則是留白的狀態。

5. 以前的記憶，是安心的場所

以前的記憶與現在的記憶混在一起，不能分辨了。這又是什麼問題呢？

我們可以說這是因為海馬迴的萎縮，讓母親不能記住「此時此地」，降低了她對關於「現在」的認知，這也相對讓「過去」的記憶變得更清晰。對母親而言，比起當下的事，過去的事是鮮明的，是更靠得住的記憶。

人的記憶成為可以想起來的回憶，有三個關聯的階段。這三個階段分別是：

一、**編碼**：把外界的訊息在腦中符號化，然後將符號轉化為可以儲存在腦中的形式。

二、**儲存**：將經過編碼的資訊儲存起來。

三、提取：把儲存在大腦中的資訊取出。

現在我試著用這三個階段來說明，母親為何會在我們用完餐後，突然莫名其妙說起「小傢伙」的事。

首先要說的，可能會把話題繞遠了，但有一點是必須確認的：由於「回憶」這一過程涉及三個階段，即使出現了某些記憶「想不起來」的現象，也並非意味著儲存的記憶已經消失。想不起來可能是因為最初沒有將外界的信息順利地存入大腦（編碼失敗），也可能是記憶已經被成功儲存，卻無法順利取出（提取失敗）。因此，不能簡單地認為是第二階段的儲存出了問題。與阿茲海默症相關的海馬迴，則是在編碼（第一階段）和提取（第三階段）中產生作用，而第二階段的儲存，則由大腦皮質負責。

也就是說，至少阿茲海默症早期出現的「想不起來」的現象，原因並不在於儲存的記憶消失了，而可能是來自外界的訊息原本就沒有被完善地存取下來，或以前的記憶雖然還在，只是提取不出來。記憶不會自已消失，所以以前的事情如果能夠好好地去搜尋，是有可能讓記憶重新浮現的。

然而，由於海馬迴的功能異常，這種記憶的存取過程變得不順暢。正因為海馬迴無法正常運作，導致大腦皮質中的記憶在不恰當的情境下被錯誤地提取出來，這就是當事人會冒出不合現實情境的發言的緣故。

而母親在餐桌上突然記起已不再是「小傢伙」的家人，正是這種現象的典型表現。

對我來說，「小傢伙」已是過去的事，現在提起這個讓我感到有些奇怪。然而，對母親而言，當坐在讓她感到安心的餐桌旁時，這個情境可能與她曾經感到安心的時代（例如我和哥哥還是「小傢伙」，而母親是家庭的核心的時代）餐桌的場景重疊了，於是那時的記憶就被喚起了。

至於有人說「過去的記憶比較鮮明」，這是什麼意思呢？

當海馬迴出現問題時，不僅難以記住新事物，甚至過去幾年的記憶也可能變得難以回想（這稱為「逆行性健忘」）。由於大腦皮質儲存記憶需要數年的時間，因此一旦海馬迴受損，回溯過去幾年內的記憶可能還未完全被保存在大腦皮質中，因此容易受到影響。因此對陳述性的記憶來說，若是發生在越久以前的事，就越不容易被遺忘。

健康的人不僅可以很鮮明地意識到、認知到現在的事物，也能夠區別現在與過去。但是，對患了阿茲海默症、海馬迴受損的母親來說，因為對現在的認知薄弱，所以難以區別現在和過去——在這種狀況下，她對於我和哥哥還是孩子時的記憶，或更早以前她自己還是小孩時的記憶，就這樣入侵到現在的記憶了。

此外，從媽媽時常提到「小傢伙」的情況來看，可以理解在她的記憶系統裡，「小傢伙」佔據了很大的位置。這雖然讓我感到驚訝，卻是一件顯而易見的事情，也是最能讓我感受到媽媽很愛我的事實。

6. 自主性與幸福感

當沒有我在一旁做種種提示，母親只管專注於做眼前的事情時，她會唱歌。

因為她會感到：「我現在正在做這個」、「這是我做的」——在腦科學上稱為「自主性的感覺」，這對一個人的幸福度有重大影響。這是我們所知道的事實。

當一個人感到自主性被剝奪時，很容易得到憂鬱症。不管面對什麼事，人都希望能夠看到自己在這個事情中的作用，甚至對於不是自己能夠控制的，例如抽中彩券這種隨機的事，也深信「只要自己仔細思考、選號，就能中獎」。即便這只是錯覺，當人們感覺到某件事情因為自己的努力而變得更好，或者自己對某件事產生了影響時，便能從中確認自身的意義。**對於人來說，能夠感受到「自己可以決定事情的發展」是非常重要的。**如果完全缺乏這種感覺，人們會開始感到無力，並因此陷入沮喪。

人一旦上了年紀，腿腳就會變得無力，身體的狀況也會不如從前，這種種因素讓自己有了和年輕人相比，更難主導自己人生的感覺。

依據哈佛大學心理學教授艾倫・蘭格（Ellen Jane Langer）和同事在養老院進行的研究，發現一個人是否能夠憑自己的喜好，改變自己房間的擺設，或是憑自己選擇在房間裡栽種的植物，甚至能負責任地自己照顧，並在必要時決定是否請求別人來幫忙……等等，都會左右一個人能夠感覺到幸福的程度。能夠對自己負責的人與不能夠的人，他們每天的日常行動與活動程度，是不一樣的。

養老院人員的職責是「讓你舒適地生活」，所以「房間可以依照你自己的希望進行佈置，也可以栽種你自己喜歡的植物」。結果對於「依照自己的希望、自己做選擇」這件事，大家的想法都一樣，但對於「自己負責」的結果卻有所不同，做不到這點的人的幸福度與活動度，顯然低落許多。也就是說，「如自己所願」並不重要，重要的是不管事情的大小成敗與否，都能「對自己選擇的生活負責任」，才是得到幸福感，且能更有活動力的祕訣。

母親也是這樣的。她在自己親手做事情時，得到了自主性的感覺與幸福感，那時她會哼著自己喜歡的歌。對母親來說，一旦感覺到「現在」是不安定的，她在「現在」說錯話的可能性就很高，可是當她感到自主性與安心的時候，她也能開心地談論「今天發生的事」。而在那時談論的內容也會是正確、合邏輯的，這表示當母親心裡沒有恐懼或不安時，即使是現在發生的事情，也能好好地記住，進而儲存起來成為記憶，並且把記憶提取出來。

7. 直觀功能

現在我們來看看「被眼睛看到的東西驅使」這個問題。

阿茲海默症的患者因為海馬迴的固定記憶出問題，對當下發生的事情只能維持數秒鐘的記憶，可以說轉瞬就會忘記，所以很多時候只會對當下看到的事物展開行動。

因此，如果想讓母親繼續把大盤子送到餐桌上的行動，最好不要讓她看到小盤子。在心理學上，將人類被眼前的事物誘發而產生行動之行為，稱為是來自環境的「直觀功能」。例如：椅子是鬆軟的，就會想一直坐著；若椅子是硬的，就會很自然地站起來。與其說這是我們有意識的行為，還不如說這是我們被外在某種事物的特質誘使下，產生的無意識行為。這是誰都會有的自然舉動。

母親當然也會因為看到那裡有小盤子，所以想要拿來分食物。

只是，當時我的目標是「先把擺盤漂亮的大盤食物給父親看了之後，再分裝到小盤子裡食用」。不過，要母親完成這樣的目標，她必須維持記憶，一直到把大盤子送到餐桌，同時也必須有意志力。但是，和沒有生病的人比起來，母親既無法維持記憶，也沒有足夠的意志力，因此輸給了小盤子的誘惑。這種時候，就應該把小盤子移開，不要讓母親看到它們。

其實在別的事情上，也可以感覺到直觀功能對母親的影響。

母親原本是一個喜歡整理家務，喜歡整潔的人，但現在餐桌邊的一張椅子上，卻疊著好幾件她的衣服。母親整理東西的能力退化了，但我覺得就讓沒有整理的樣子維持下去也好。因為將衣物收進衣櫥的話，對她來說，等於那些衣物「沒有了」。

就以餐桌的事情為例，母親會被眼睛看到的事物驅使——同樣地，她也會把眼睛看到的衣服拿去穿。所以，在同一個季節裡，她幾乎穿著相同的幾件衣服。不過，若不這樣的話，每天早上要穿衣服時，我和父親都必須去幫忙她做選擇。這無論是對她和我及父親而言，都是會讓人感到絕望的事情。

8. 確保生活的空間

前面說過了，這兩年半來，餐後的洗碗工作，一直是由母親自己一個人獨自完成的。

寫這一段的時候，我突然想到，這是因為意識到要保持母親的自尊心變得越來越困難了，而且狀況百出。在母親須要別人給予指示的事情變多時，她面對的失敗也變多了。所以，為了給她一個完全獨立的空間，我才會把洗碗的工作交給她。

母親洗碗的時候經常不用洗碗精，只用清水沖洗，洗完後碗盤上還殘留髒汙是常有的事——比較苦惱的是，她根本不知道使用熱水的開關，冬天時也用冷水洗，以至於洗完碗時兩隻手幾乎是凍僵的——但洗碗的事只要不是太嚴重，我們就裝作沒看到。

我認為自己是個擅長計畫的人，所以對如何在最短時間內把事情做好一事，很容易脫口就說出來。例如洗碗這件事，我可能就會說「最好不要只用清水洗」、「最好把盤子全部浸在加了洗碗精的水裡」、「不要按照這樣的順序洗比較好」等等。但是，如果我對母親這麼說的話，不僅母親可能洗到一半就以失敗告終，更是剝奪了她得到「直到最後都是自己完成」的成就感的機會。

在我的眼中，生病的媽媽儘管行為沒有效率，但只要在那慌亂的過程中，她能夠得到「獨自完成任務」的感覺，或許就能給她快樂。**而我認為的「大混亂」，對她來說，或許正是她在「努力活出自己」的行動展現。**

我和母親畢竟是不同的兩個人，各有各的時間感覺與意志，這是一定要尊重的事。

9. 症狀與人的特質

在寫完關於母親料理食物和餐桌上發生的事後，再來說說母親獨自一人時幾乎不吃東西的事。

關於這一點，必須考慮到一個人的「性格」部分。之前已經對海馬迴等幾個腦部位進行過說明，但事實上即使是相同的腦部位受損，不同的人表現出來的症狀卻未必相同。結果就是：有問題的那個腦部位與其他腦部位連結形成的網路，其構造會因個人的生活經歷而有所不同。所以說阿茲海默症的病人會出現何種症狀，其實與病人本身的特質有關。

所謂「人的特質」，就是一個人從出生到現在，被賦予了什麼、經歷了什麼、為何感覺到歡喜或疼痛、為何行動或不行動……由這些因素連接起來的變化在腦內組織而成的網路。因為海馬迴受損的關係，母親也和別的阿茲海默症患者一樣，自己煮食變成一種困難的事情，但是，母親「一整天都不吃東西」的這個情況，就和母親的性格有關。母親用了「因為要等你」的理由，這就是母親的性格了。

雖然有著一次又一次的失敗與令人驚慌的事情，但是在那些事情的過程中，確實可能感覺到「一個人的本質」。當母親對我說「要等你」時，我有點高興，感覺到母親「像母親」了。**因為阿茲海默症的關係，儘管母親有許多事情做不到了，但母親還是母親。**

記憶其實都存在，只是拿不出來？

「記憶全部都還在嗎？」

有人這樣問我。

因為儲存記憶的位置在大腦皮質，所以至少在阿茲海默症初期時，以前的記憶並沒有消失不見。我在前面已經提過這一點。

那麼，不管是不是阿茲海默症的患者，人們活著時經歷過的事情，所有的記憶是不是只會想不起來，但全部都還存在呢？

在進入下一章前，我想對這一點做補充說明。

偶爾我們會因為某個刺激，而清楚地憶及以前從未想起來的事。當這樣的情況發生時，會感覺到我們所經歷過的所有事情，是不是一直都存在於我們的腦子裡，只是不常被搜索出來而已呢？但如果是這樣的話，那麼我們人生的記憶量，是不是太過龐大了呢？是不是有些記憶仍然會消失呢？

有人想到了這一點，於是進行一個特殊的實驗。這個人就是一八二二年出生的科學家和探險家法蘭西斯・高爾頓爵士（Sir Francis Galton）。

並非只有記憶能夠被我們意識到，還有些事物在被我們意識到之前，隱藏了它們自己，卻會在突然之間被我們想起來，那或許是隱藏的記憶。因此，我們在早上醒來的瞬間，突然覺得有某個什麼事情浮上心頭的情形，是不是就是這樣呢？我們並不能瞭解記憶的全部面貌吧？也不能知道我們的記憶量到底有多少吧？

高爾頓想到了這些疑問後，便以自己為實驗，開始進行調查，尋找答案。但要在清醒時一個個尋思自己所有的內心活動是不可能的事，他只能盡量做到自己能做的事，所以用了以下的方法。

他在倫敦一條叫帕爾馬的街道上散步。這是他熟悉的地方，散步時，他仔細觀察著進入他眼中的事物，然後停下腳步，聯想發生在自己與這個事物相關的一、二件事，讓自己的心自由徘徊在聯想之中，把能想起來的事物留在心中後，再繼續往前走，觀察下一個事物。就這樣直到有一天，讓三百件事物進入眼中為止。

他在論文中，做了這樣的報告：這三百件事物讓我實際想起什麼呢？要將全部的內容記錄下來是不可能的，但是，那樣做確實能夠讓我想起人生中每個時代發生的事。

走著走著，任由心靈自在地去反應眼睛看到的事物，就能想起人生中所有的事情。我讀到這段文字時很感動，心想著：「果然是這樣的呀！」

我們的記憶，不是強制性地「試著去想起那時發生的事」，就能想起的，也不是獨自坐在黑暗中，在沒有任何的刺激下就會突然出現的。但是，像高爾頓那樣在外面散步，看到街道旁邊店家的外觀、盆栽、飛過的小鳥、爬過的小蟲、享受著下午茶的人們、帶著小孩的年輕夫婦……等等，滿滿的都是自己經歷過的事。那些眼睛看到的一切成為適度的刺激，能夠喚起自己的記憶，想到自己「原來曾有過那樣的事呀」。

高爾頓對於自己從沒想過還會記得的事、以前也從沒想起過的事，竟在散步時被呼喚出來了，他很驚訝地說：「人類竟然可以記住這麼多事情！」

但是，在數次反覆進行這個實驗的過程中，他也注意到其他令他深感興趣的現象：在反覆走著時，他好幾次想起了相同的事，也就是說，並不是每一次散步都會想起不一樣的事。

我們一生中經歷的事件幾乎是無窮無盡的。因此，高爾頓以為會不斷回憶起新的事件，但遺憾的是，並非如此。他發現，雖然他記住的事情確實比自己想像的要多，但也不如他所想像的那麼多。

換句話說，根據高爾頓的這個研究，至少可以知道，我們的記憶似乎是有限的。

我們從這個世界接收到的感官訊息幾乎是無窮無盡的。每分每秒，我們的眼睛、耳朵、鼻子、皮膚、內臟都在向大腦傳遞大量的信息，要將這些訊息全部儲存在大約僅僅一公升體積的大腦裡，簡直不可能。因此，我們會把感官信息轉化為體驗，並且保存起來。也就是說，我們的記憶並不會精確保存每個具體的感官細節或現實事件，而是將這些感官刺激中的「意義」提取出來記憶。

這或許就能說明，我們的記憶是有限度的。

此外，這也是可以區別自己與他人的因素：儘管經驗了相同的事情，不同的人會從不同的角度來觀看，選取不同的「意義」。

而且，記憶的既然是「意義」，那麼就會因為後來的經驗而有所變化。在各種經驗的積累下，記憶與記憶會連結，意義也會加深。

另外，**當我們「回憶」某件事時，記憶本身會發生變化**。還記得前面提過海馬迴和大腦皮質的運作機制嗎？海馬迴把事件轉換成一種可以儲存的形式，存於大腦皮質中；它也可以把這些儲存的記憶提取出來——這就是我們所謂的「回憶」。

然而，**當回憶被喚起時，它並非以原始、未改變的形式出現，而是在受到當下的環境或情境的影響下重新呈現**。我們每經歷一次回憶，海馬迴便會對這些記憶進行重新編碼，就如同在處理新的記憶一樣，它當然也會融入當前的情境，以至於記憶會以過去和現在混合的方式重新形成——如此一來，記憶的意義也會根據現在的情況被調整和修正，例如「當時是這樣的，但現在是那樣，那麼這件事的意義可能是什麼？」因此，記憶的內容和意義會隨著時間和回憶的過程而改變。

英國的神經生理學家喬納森・科爾（Jonathan Cole）的《臉的科學》（About Face）一書中，描述一個因病而在中年失明的男人，對於臉的記憶的故事。讓人難忘的是，當這個男人失明後，無法再看到妻兒的臉，對於他們的容顏，也只能依靠記憶去回想了。日子漸久，對於那些失明後沒再聯繫的人，他雖然還記得他們的臉，但與他同住的重要家人，他竟然越來越想不起來！這其實是因為，雖然生活在一起，但他是以聲音等非視覺的方式與家人接觸，以至於對他們的記憶從臉轉移到了聲音。在新的體驗下，記憶便以如此劇烈的方式改變了模樣。

就算眼睛看得見時也一樣。每個人的心中都有難以忘懷的重要記憶。那種即使「絕對不會忘記」的自信，和無論何時都可以鮮明喚起的記憶，實際上會隨著新的經驗，因再一次被想起而發生變化。

舉例來說。日本東北發生大地震那樣驚天動地的事件時，不管我們當時身在何處、和誰在一起，現在回想起來都好像在看照片一樣歷歷在目，記得清清楚楚。

但是，即使是那樣重大的事件，事後和人談起「自己當時和誰在哪裡，又在做什麼事」，不妨比較看看，在事件剛發生時所說的話，跟一年後相比，會發現竟然有相當明顯的差異。有意思的是：剛發生時與發生一年後，對那個事件記憶準確度的把握與鮮明度，是不變的。明明述說的內容已經有所變化了，卻還覺得「自己記得清清楚楚」，而且還能生動地回憶起其實並不真實的情景。

為什麼會發生這樣的情形呢？有人覺得能夠全部都記得比較好，或許也有人覺得記憶正確比較好。但是，正因為我們的腦容量是有限的，為了要從數量龐大的訊息中抽取出少數有用的訊息，我們的大腦就必須持續不斷地進行編輯。

記憶內容的變化，是大腦為了讓我們有更好的生活而努力的結果。

後頂葉皮質功能下降時，會發生什麼事？

除了海馬迴外，阿茲海默症初期大腦會出現活動力下降的典型部位，就是前面提過的「後頂葉皮質」。在此，我想稍微談一下它的功能。

後頂葉皮質可分為兩個區域：「內側」與「外側」。內側是指大腦深處、從外部無法看到的部分。後頂葉皮質的內側區域有個部位叫「楔前葉」，它與鄰近的後扣帶皮層等區域形成了「預設模式網路」——這個部分我們在前面已敘述過了，當我們放鬆的時候，它的活動功能就會提高，是進行整理、整頓記憶的腦部位。

那麼，從外部可見的後頂葉皮質部位——也就是「外側部」——其功能下降時，會造成什麼影響？在阿茲海默症裡面，這個外側部常出現功能減退的情形。接下來就針對這部分做個補充。

可能出現的問題有三個。

1. 感覺統合的問題

掌管視覺訊息的是枕葉，掌管聽覺訊息的是顳葉，掌管軀體感覺訊息的是頂葉，我們的感覺訊息分別被大腦皮質的不同部位進行管理，然後再慢慢地聚集在一個地方，進行各種感覺訊息的統合。它就叫做「頂葉－顳葉－枕葉聯合區」（圖5）。那裡是我們統合感覺訊息，並從現實世界尋找出意義的地方。

例如「撫摸毛茸茸的狗，結果被狗狂吠了」這樣的事，如果對於這個聯合區受損的人來說，就無法將「撫摸毛茸茸的狗」跟「狗的吠叫」這兩個經驗做順利的連結；也就是不能理解「因為摸了狗，於是被狗吠叫」的因果關係。當然也不能瞭解「狗或許是因為不喜歡那樣被撫摸，所以吠

圖5 頂葉－顳葉－枕葉聯合區的功能

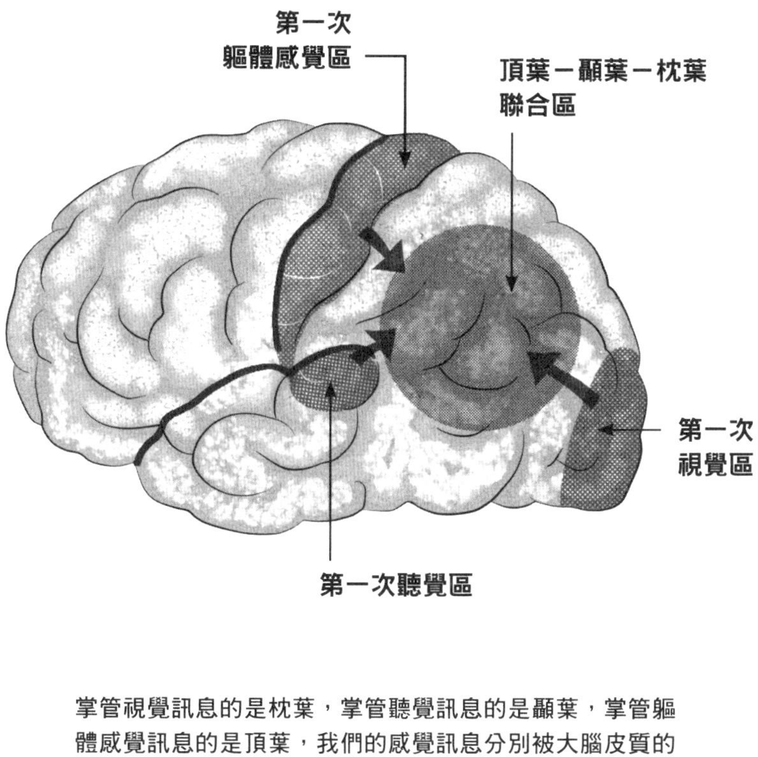

掌管視覺訊息的是枕葉，掌管聽覺訊息的是顳葉，掌管軀體感覺訊息的是頂葉，我們的感覺訊息分別被大腦皮質的不同部位進行管理，然後再慢慢聚集在一個地方，進行各種感覺訊息的統整。這個地方叫做「頂葉－顳葉－枕葉聯合區」，其功能就是讓我們得以在現實世界尋找出意義。

叫了」的含意。

因為後頂葉皮質的活動功能下降，這個「頂葉－顳葉－枕葉聯合區」的活動也減弱，於是不能進行感覺統合，也就不能好好理解現在到底發生了什麼，進一步造成記憶問題，或無法做出符合當時「時間」、「地點」和「情境」的正確反應。

也因此，那明明是母親應該早已聽習慣的聲音，她卻在聽到煮飯電鍋響起「嗶」的聲音時，無法推斷聲音的原因，而疑問「那是什麼」。由此便可以理解，母親變得難以結合感覺的訊息，並對事件做出判斷的原因了。

2. 空間認知的問題

海馬迴不僅與後頂葉皮質的內側部（也就是預設模式網路）有聯繫，也和後頂葉皮質的外側部有著緊密連結，並透過這些連結處理空間訊息。大腦時時刻刻都在進行計算，判斷自己處在什麼樣的空間，又在那個空間中的哪個位置。這樣的計算，首先最不可或缺的，就是位於海馬迴裡面的「位置細胞」。

「位置細胞」是具有特殊性質的細胞，它只有在我們處於「某個空間的特定位置」時，才會被激活；也就是說，當你來到某個房間，在房裡的A位置或B位置時，海馬迴會有不同的「位置細胞」開始起作用。海馬迴中就是有這麼一群奇特的「位置細胞」。也就是說，海馬迴在承擔「記憶中樞」角色的同時，也具有確定「我現在位於何處」的功能。

此外，後頂葉皮質負責估算物體之間的距離，及判斷前後左右的位置。因為後頂葉皮質這部位能找出我們在前一節所說的「事物的前因後果，和事物之間關係」，所以在判斷空間中事物之間的關係，有很重要的作用。當海馬迴與後頂葉皮質共同運作時，我們就能進行空間導航，例如「現在自己位於何處」和「接下來應該往哪個方向前進多遠」。

因為阿茲海默症影響了海馬迴與後頂葉皮質的功能，所以患者的空間認知、定向感（自己現在在哪裡的認知）發生問題，因此很容易迷路。

3. 注意力的問題

「後頂葉皮質外側部」與如同行動計畫指揮中心的「前額葉皮質」，有著深厚的關聯。後頂葉皮質解析空間中的訊息，然後向前額葉皮質傳送訊息，比如：「現在要注意這個空間中的某個物體」。

至於前面提過的「半側空間忽略症」，也是因為後頂葉皮質外側部受損而出現的症狀。而在阿茲海默症這類疾病中，一旦後頂葉皮質的活動力衰退，即使不會出現像「半側空間忽略症」這麼明顯的狀況，也可能導致人的注意力無法適切分配到空間裡的物體上。

上面這三個問題相互關聯，簡單地說，就是因為後頂葉皮質的活動力下降了，導致感覺無法統合，變得不能理解物體之間的關係性，也無法有效地集中注意力，最終不能理解自己所在的位置，更對周遭的一切無法掌握和瞭解其意義。

儘管我對母親說「把味噌從冰箱裡拿出來，用高湯溶解」，而且味噌也一直都放在平常固定置放的地方，但母親開了冰箱後，卻說：「味噌在哪裡？」她沒有發現味噌其實就在她的眼前。冰箱這個空間裡平常就放著許多東西，顯然母親在當時不知道應該要注意哪一個物體。

放味噌的地方是固定的，長年沒有變動，母親應該可以靠身體記住的（非陳述性記憶）。其實母親的非陳述性記憶明明是正常的，但為什麼不能從冰箱裡拿出味噌呢？一開始我很不能理解這件事，但後來我明白了，這種情況與其說是母親忘記了，或許更應該說是母親的注意力失靈了。

「電鍋在那裡，熱水是那邊，冷水是這邊呀……味噌就在這裡……」我用手指著，引導母親去注意，母親便說：「噢，在這裡啊。」然後繼續她所習慣的工作。

順便一提，我在第一章曾經說過，經常看到母親撫摸自己的後腦，並以此做為母親出現失智症的徵兆。關於這點，我想在此補充一下：其實母親的那個動作，與枕葉、後頂葉皮質等腦部位完全沒有關係。

人在遇到困難或煩惱的時候，經常會出現抓頭或拍打頭、撫摸後腦的動作，漫畫《哆啦A夢》的主角大雄，就經常如此。這可以說是滲透到日本人生活中的一種動作。但是，與日本不同文化的人們煩惱時，會拍打或撫摸身體的部位，就不見得是後腦了。所以說，把母親拍頭或撫摸後腦的行為視為失智症的徵兆，並沒有普遍性的依據。

不過，母親真的經常撫摸她自己的後腦。

「會那樣做，是不是她覺得哪裡不舒服？如果是的話，就幫她揉一揉，或把手貼著那裡，會不會比較好？」

聽到別人對我這麼說時，我有點嚇到了。我不明白母親撫摸後腦的原因，但她會那麼做，或許真的是不舒服。「為了消除不舒服的感覺，就揉一揉吧。」以前我肚子不舒服的時候，會讓母親幫我揉肚子，揉了之後，我不僅感到安心，肚子好像也真的不痛了。

對於實在無法明白的事情，不能無視它的存在，只要去做理所當然該做的事就好了。

此後，我就經常幫媽媽按摩從後腦到肩膀的地方，每次按摩約五分鐘。她總會對我說：「你的手好暖和……好舒服呀！」我不知道我是否真的消除了她不舒服的感覺，但我知道媽媽因此心情變好了。**她把身體交給我，並且對我說「下次我幫你按摩」或是「你會不會累呀」的時候，她又回到了「媽媽」的樣子。**

CHAPTER

4

何謂「人的本質」？

區別自己與他人東西的能力

我想再來探討一些母親日常生活中的具體症狀。

母親已經無法在必須做辨別的時候進行任何辨別了。例如：她無法辨別冷藏庫與冷凍庫，把冷凍食品放進冷藏庫的情況越來越多，讓我在每週固定時候打開冷藏庫時，看到應該冷凍的食物，卻把冷藏庫堆得滿滿的而嚇了一大跳。

在這個生活便利的時代，生鮮專賣店會定期傳來訂單卡，只要填妥，想購買的食材就會快速送到家裡。這對腳不方便走動的老人家來說，真的非常方便。我認為這是一種非常必要的管道，但對母親來說並非如此。

「這個很好吃。」母親這麼說之後，接著每個星期都訂了冷凍可樂餅、炒飯、餃子、烤飯糰，於是冰箱塞滿食物的冷凍庫裡，會出現同一種食品塞了好幾包的情況，舊的還沒吃完，新的又來，冷凍庫裡放不下，只好放到冷藏庫，最後在無法完全消耗掉的情況下，每星期我們都要丟掉不少食物。

至於冷凍的食物解凍了要怎麼辦？當下又該訂購多少數量的食物呢？要判斷這樣的問題，是須要記憶力與認知現下狀況的能力，然後進行分析，但這對我母親而言，是很困難的事。

我不想剝奪母親每星期訂購食物的樂趣，但也不能忍受每星期丟食物這種事，於是停止使用訂單卡購物。關於食物過剩的問題雖然解決了，卻沒有解決母親「無法辨別」的問題。

有一天我回家時，母親笑臉迎人地在玄關對我說：「回來了呀！」母親這樣對我，我應該很高興才對，但卻覺得哪裡怪怪的……原來！那天媽媽穿的衣服款式特別年輕，仔細看，竟是掛在我房間裡的衣服！

互借衣服，這種事以前不是沒有過，甚至可以說我和母親經常互借衣服穿。即使現在，母親要出門和朋友見面之前，常常會買新衣服，而且還對我說：「也可以借你穿哦。」所以借衣服穿這事情本身，實在沒什麼，但是自己的衣服被擅自拿去穿，我的衣櫥和母親的衣櫥、我的衣服和母親的衣服混在一起，還是讓我感到不太舒服。

為什麼我會這樣呢？因為我既已擔起了代替母親做決定的工作，也同時要負責她以前做的家事，屬於自己的時間越來越少，這已經讓我快喘不過氣了。但現在，居然連「我的衣服」也要被搶走了！屬於我的空間好像也要完全消失！這讓我產生強烈的怒意。

「為什麼穿我的衣服？」

「這是小絢的？」

「是啊。這裙子不是掛在媽媽的房間，是在我的房間吧？」

「我不太記得了，可能真的在小絢的房間吧。」

「那為什麼要穿我房裡的衣服？」

「小絢以前不是也穿過媽媽的外套嗎？」

「沒錯，但那是我有好好跟你說『借我』之後才穿的。」

這樣的對話中，母親因為小失誤而被我指責，大概傷了自尊心，因此漲紅著臉說：「算了。」便脫下那條裙子遞給我，隨即光著兩條腿在一旁的換洗衣物堆裡翻找。可是那裡面只有內衣褲和毛巾，沒有母親要的裙子。

「這樣會感冒。」我說。

「沒關係，我要去洗澡了。」

母親雖然這麼說著，但精神已經陷入混亂中，她把換洗的衣物揉成團、打開、再摺起來。整個人就這麼站在那堆衣物前，重複這樣的動作。

「可以了，快去浴室。」

我手裡拿著自己的裙子，帶母親進去浴室。突然覺得自己像個惡婆婆。

趁母親在浴室裡時，我問剛剛全程看著我們母女起爭執的爸爸：「剛才的事情，爸爸有什麼看法？」

父親說：「沒辦法。她分不清了呀。本來就不是會擅自拿別人東西的人，只是現在腦子不清楚了。如果腦筋清楚，她不會那樣。雖然希望她能辨別，但她就是不能。這真是無可奈何的事啊。傍晚的時候，看你還沒回來，她大概是想去幫你關擋雨窗，結果一進你房間，看到掛在那裡的裙子，就拿去穿了吧！」

父親的一番話讓我震驚，尤其兩件事。

一個是即使現在，我房間的擋雨窗也還是母親在幫我關的。母親以前就經常對我說：「晚上如果有壞人闖進小絢的房間怎麼辦？媽媽會擔心。所以天黑以後一定要關擋雨窗才行。」原來媽媽是為了幫我維護安全，而我卻因為衣服被她擅自拿走，就覺得自己的私領域被侵佔了。但事實上，我的私領域根本不是只有我一個人在維持。

另一個我驚訝的是：父親並沒有因為母親「分不清」自己的衣服和我的衣服，就說母親「變了」。他反而說「本來就不會擅自拿別人東西的人，只是現在腦子不清楚了」。他讓我明白，「腦子不清楚」並不等於和以前不一樣、本性變差了，而是即使有些事情分不清或無法做到，母親依然是母親。

母親儘管和以前不一樣了，變得分不清冷藏庫與冷凍庫，不能區分我的衣服與她自己的衣服，但母親還是母親。儘管有許多事做不來了，但母親就是母親。**所謂人的「本性」、「本質」，其實不僅僅取決於「能做什麼」或「做不到什麼」**。

依存關係的痛苦

在此，我想探討與阿茲海默症相關的「自我」與「他人」的問題。

阿茲海默型失智患者最大的問題，在於患者本人的個人工作，會逐漸成為家人的負擔，患者與家人也會從平等的個人關係，逐漸變成依存的關係。也就是說，阿茲海默症讓患者本人漸漸變得不能區別自己與家人

（他人）。

以前做得到的事情，例如接電話、付錢、決定自己一天要做的事情等等，現在卻無法自己做到，只能由家人代為處理。還有，要和朋友約定見面的時間和地點等事，也要由家人代為記住，甚至一定要家人陪同才去得了。

實際上在廚房料理食物，大多數時候，也都是由我和父親來代替母親做判斷。

家人代替患者做的工作多了，就會漸漸變得無法分清彼此的事情，這對彼此而言，不管是精神上的還是肉體上的，都是非常痛苦的事情。這是事實。

對患者本人來說，不能夠主導自己的生活，是非常傷害自尊心的事。對患者的家人來說，因為必須配合患者，個人時間不能由自己決定的生活，變得也和患者一樣，同樣難有「主導自己人生」的感覺。

以我來說，如果手邊正有事情忙，遇到母親有事要處理，我的注意力必定會轉移到她那邊，自己的事就只能暫擱一旁，先以她的事為主，以至於最後常因此而忘了自己的事。

後來，這種情況慢慢變多了：因為要陪母親找東西，而讓我正在煮的味噌湯溢出來；要外出的時候，七手八腳地幫母親準備出門的事，而忘了扣上自己的洋裝鈕釦就出門了。正因為我全盤接下越來越多的工作，以至於無法一一注意到每件事。在這種情況下，我有時甚至覺得自己也得了失智症。我被母親牽引著，好像我自己這個人變不見了，覺得分辨不出自己和母親誰是誰。但反過來說，失智症患者也明白，在身邊的家人承受著大量的工作，每分每秒感覺都好像處在焦躁中。

所以，家中有阿茲海默症的患者時，**家人和患者都有必要和更多人接觸，這樣可以讓患者和家人調整出屬於個人的時間**。這是很重要的。倘若待在只有家人的封閉空間，形成深度相互依賴的關係，並非好現象。如果患者與家裡每個人，都能和家庭以外的人維持聯繫，並能各自和朋友外出幾小時，這樣不僅能讓患者從「被家人看管」的情緒中獲得解脫，家人也能感到「仍然繼續在過原來的生活」。我把母親的病情傳達給她朋友和附近有往來的鄰居之後，得到了許多幫助。我也告訴我的朋友目前母親的狀況，以及我照顧母親的處境，在訴說的過程中，我的情緒得到轉換的空間。我真的非常感謝這些朋友的幫助。

而家庭以外的人除了能給予協助，我認為還有個幫助，就是瞭解「自己」和「他人」的感知是如何在大腦中形成的。有了這樣的理解，我們或許就會明白「原來如此，難怪會發生這種情形」。

所以接下來，就來看看大腦是如何區分自己和他人吧。

大腦如何區別自我與他人呢？

「自我」與「他人」之間界限模糊的方式及程度，會隨著關係的不同而有所變化。例如我和母親是母女，又是同性，原本就有相近的部分，難免發生她和我父親（也就是夫妻之間）不會發生的問題。衣服混穿就是一例（男性和女性的衣服，基本上大小、樣式都不相同，所以不大會有混淆的問題。但同樣是女性的話，就容易出現混穿的情形了）。

早上時，我會把全家的衣服放進同一個洗衣機洗，母親有時會在我回家前把洗好的衣服整理好（考慮到媽媽現在的能力，可以做到這樣，真的很了不起了）。但是，媽媽分不清我們兩個的內衣，所以我的內衣經常不知被收到哪裡去了，問她，她也想不起來，我的內衣就會不知不覺地變成她的，或者直接消失不見。我觀察媽媽的習慣，雖然大致上可以瞭解她放在哪裡，但還是經常找不到。

我們大腦裡有幾個部位會去區分「這是我的東西」、「這是別人的東西」、「這是我的動作」、「這是別人的動作」、「這是我的想法」、「這是別人的想法」。

不管是物體，還是動作、想法，當有事情發生，我們大腦裡會有幾個部位自動去區分這是屬於自己的、還是別人的。不過，如果這幾個部位活動有異常或受損時，我們就很難去做區別了。

這是精神分裂症的典型症狀：患者明明自己想死，卻會覺得是「那個人想殺死我」，把自己的意思誤解為別人的意圖。還有，分明是自己單方面想和對方交往，卻覺得「自己正在和對方交往」，並深信這就是現實世界的事實。也就是說，精神分裂症患者有無法區別自己與他人，以及自己的世界與自己以外的世界的傾向（實際上，因為阿茲海默症而變得異常的「後頂葉皮質外側部」，在進行區別的任務時，擔負著重要的工作）。

在掌握到這一點後，須要注意的就是：區別某種想法或行為是自己還是別人的，是大腦產生那個想法或行為「之後」才貼上的標籤。由於這判斷都是事後附加的，因此不僅限於精神分裂症患者，其實任何人也都會判斷錯誤的時候。讓我用個例子來解說。

玩過「狐狗狸」的占卜遊戲嗎？（譯註：此日本遊戲源自西方，一般認為是利用動物靈來占卜，類似華人的「錢仙」或「碟仙」。）它是幾個人把手指放在文字盤的石頭上，向「靈」提出問題，然後藉著石頭移動到某個文字位置，來顯示問題的答案。

物理學家麥可．法拉第（Michael Faraday）等人證明，移動石頭的並不是「靈」，而是壓在石頭「某個人」的手指。根據測試放著文字盤的桌子所承受的壓力，可以理解石頭會移動，是來自「某個人類」所施加的力量，很明顯這是「人為的」。

但有趣的是，施加力量的那個人，卻完全沒有意識到「是自己所為」，而是深信「自己沒有動」、「石頭自己動了」、「『靈』動了」，並且和其他人一樣感到驚訝。

從這個例子可以明顯看出：對於某個動作，如果參與的人是複數時，人很難感覺到「自己就是這個動作的主使者」。壓在「狐狗狸」石頭上的手指是複數的，可能移動石頭的人，除了自己以外，還有其他數人。僅僅如此，就會讓人感覺不到這動作「是自己所為」。

相反地，有時也會有這樣的感覺：「明明不是自己，卻覺得是自己做的」。某個動作發生時，如果自己在那個時間的前後也有「想那樣做」的念頭，即使不是自己所為，也會覺得是自己做的。

例如，當你心裡怨恨某個人，心想「最好會出事」，而那個人隨後便跌倒受傷了，這時誰不會想到那是因為「自己的緣故」他才受傷的呢？

當某個行動發生時，如果剛好與自己的意圖相符，便會覺得那是自己所為。相反地，如果事發時，旁邊有其他人也可能有相同的意圖，那麼就不會覺得那是自己做的。

無論如何，要判斷「誰做了這件事」是在動作發生「之後」才進行的。也就是說，「是自己做的」還是「他人做的」這種感覺，是事後才產生的，它僅僅是一種容易被忽略或附加上去的「感覺」。

為什麼要在這裡說這些呢？因為我想說以下的事情。

其實，自己與他人的界線，比起我們平常所想的更加模糊。

我們會把他人所做出的行為，想成是自己做的；也會把自己做的事，想成是他人做的。換句話說，**我們每天都生活在逐漸變成他人，並且**

融入他人之中。他人與自己之中，總是存在著灰色的地帶。

在我的衣服中，那些稍微有點孩子氣的鳥圖案襯衫或鮮豔的粉紅色洋裝，母親不會拿去穿，因為穿起來很怪。但有些就是因為母親穿上去不奇怪，所以母親才會弄錯。錯誤的發生，是來自我們兩個人之間的重疊，也就是在「誰都可以穿」的領域裡。

此外，也會出現這樣的現象：當母親沒出門時，如果我找不到某件洗好的衣服或什麼東西，就算其實是我自己搞丟的，最後也會變成是母親的錯。因為對我來說，母親比我更可能把東西弄丟；也就是說，我常常會理所當然地把媽媽當作「犯錯的人」看待。

「錢包被偷了」的妄想，是如何產生的？

即使是沒有生病的人，也會在區別自我與他人時產生混淆。如果一個人腦部出現問題，特別是在那些負責區分自我與他者的區域出現問題，那麼要分清自我與他者的界限就會變得更加困難。在阿茲海默症中，隨著病情的進展，患者常常會有「錢包被偷了」這樣的妄想。這其實也是一種將自己的意圖與他者的意圖混淆的現象。

因為錢包是非常重要的物品，所以患者會強烈地記住它的存在。但是，當想要確認「自己的錢包在哪裡」時，就會發生一些狀況，比如忘了上次出門前換了包包，而將錢包換到這個包包裡，結果在原先的包包裡找不到錢包時，就以為「錢包不見了」。

對於阿茲海默症患者來說，近期的記憶是不可靠的，所以他們的腦子裡只有「不見了」這個事實。自己又沒做什麼，錢包卻「不見了」，這不是很奇怪嗎？通常，誰都很難想像自己會故意藏起自己的錢包，因此他們推測是否有「別人」做了什麼，因為除了自己之外，唯一可能這樣做的就只有「別人」。

面對這種異常情況，腦部會努力找到某個理由來解釋。因此，即使不是阿茲海默症患者，在找不到重要的物品，又得不到適當理由時，也會懷疑「是不是某個人做的」。我們會從當下的狀況（重要物品不見了）和常識（沒有人會故意藏自己的東西）來判斷，於是冤枉了平常看起來最像會那麼做的人。

記憶有問題的阿茲海默症患者，因為難以仔細回顧每個細節，因此要找到理由去想「現在為什麼會發生這種事」，自然比一般人更加困難，很容易對事物產生誤解。

推論他人情緒的機制「鏡像神經元」

我們的大腦裡都有個系統，能夠無區別地看待自我與他人。其中最顯著的就是「鏡像神經元」。

當我們進行某些動作時（例如用手將食物送入口中），腦中的一群神經細胞會開始活動。令人驚奇的是，當我們什麼也不做，只是觀看別人做同樣的動作（用手將食物送入口中）時，這些神經細胞群中的一部分也會像自己在做那個動作一樣活躍起來——這就是鏡像神經元。

它們會在我們看到別人進行某個行動時，讓大腦就像自己在做那個行動一樣活動起來；就像鏡子一樣反映自己與他人的行為。

為什麼會有這樣的神經細胞呢？正是因為有了它們，我們才能在腦中進行他人經歷的模擬體驗，從而推測「在這種情況下，進行這種行為會導致什麼結果」。這使得我們能夠擴展自己的行為選項，思考「在這種時候應該採取什麼樣的行動才合適」。

此外，正因為我們能在腦中模擬他人的行為，我們才有可能推測出「進行這種行為時的感受是什麼」、「這種行為的意圖是什麼」等，進而理解他人的情感與意圖。

透過將他人和自己視為一體，我們能推斷他人的情感和意圖，也能擴展自己的視野與能力。在人類的早期發展階段，將他人與自己用「同一個視角」來看待是有必要的。

母親在壽司店只吃小黃瓜壽司

前面說過了，為了知道他人的意圖，必須視他人如同自己。但是，要「正確地」理解他人的意圖，是相當困難的事情。

前些日子，有天我突然想做個不只照顧母親、也照顧父親的女兒，而父親喜歡吃魚，所以我提議全家一起去吃壽司，畢竟平常總是以母親口味為優先，幾乎無視父親的喜好。

當然，我也顧慮到母親不喜歡生食，所以事先向跟她做了確認。我問她：「我想有時候也讓爸爸吃他喜歡的食物，這次我們去壽司餐廳吃好嗎？那家店很好，食物不會有腥味，也絕對不會有奇怪的菜色。這樣，媽媽可以接受嗎？」母親回答：「沒有問題。」

於是，我們去了一家對我來說有點昂貴、但很棒的壽司餐廳。因為考慮到母親可能不吃，所以我們選擇坐獨立桌子，點了壽司套餐，而不坐在料理台前點餐。

結果，母親還是只吃小黃瓜壽司。雖然與我事先預想的一樣，但是來到這麼好的壽司餐廳，她卻只吃小黃瓜壽司，實在讓我很失望。

是孩子的邀請，又是這麼好的壽司餐廳，卻不點生魚片壽司，這樣是不是有些失禮了？如果理解他人的用心，雖然不是自己喜愛的食物，應該也可以試著嚐幾口吧？但母親好像難以理解我的想法。

但話說回來，不只母親難以理解我的想法，我也很難推測母親的想法，不明白她為什麼非要那樣不可。

母親的行為看起來是「對別人的想法漠不關心」、「只管自己的好惡」，所以讓我忍不住覺得「啊！母親和以前不一樣了，變自私了」。

但是，與其說母親變得一點也不在乎別人、以自我為中心，或許應該說她因為後頂葉皮質的問題，能掌握的訊息變少了，未能注意到自己應該留意的事情，也就難以回應別人的感受。

另外，因為是「第一次去的壽司餐廳」，母親不太信任，再加上她或許擔心身體難以消化生冷食物；所以不是母親變自私了，只是她「真的無法吃了」。

然而身為家人的我，卻開始覺得委屈，想到這麼用心都不能讓媽媽理解，不禁懷疑未來的生活會不會更辛苦。我甚至想著：「以前媽媽不是這樣的」、「是媽媽，就應該重視我的感覺」、「媽媽現在一點也不在意我了」……這些念頭讓我越來越難以忍受母親，對她感到絕望，以至於產生負面想法：「不管為母親做什麼，都是白費力氣！」

「莎莉與小安測驗」

我們要理解他人，大多是從自己的角度開始。然而，如果只是基於「自己」等於「他人」這個假設去推想，往往無法完全理解他人；但若過度依賴這種假設，甚至可能會導致誤解或造成問題。

關於這點，我們可以從不擅與人溝通的自閉症兒童研究中，得到重要的啟發。

據說自閉症孩子很難通過「莎莉與小安測驗」。

這個測試是這樣的：

莎莉與小安在同一個房間裡玩遊戲。這個房間裡有籃子和紙箱。莎莉剛剛把自己的玩具收進籃子裡，然後離開房間。小安會在莎莉不在的時候做什麼事呢？小安從籃子裡拿出玩具，接著把玩具移到紙箱裡了。後來莎莉回來，又想玩玩具了，這時她會去籃子還是去紙箱找玩具呢？

請回答這個問題。

典型且正常成熟大人的答案，大多會回答「籃子」。因為莎莉並不知道小安把玩具移放到紙箱，所以她應該認為玩具還在籃子裡。

但是，自閉症孩子的答案卻大多是「紙箱」。因為他們知道玩具在紙箱裡，所以很自然認為，莎莉如果想再玩玩具的話，就會去紙箱裡找。他們很難理解莎莉根本不知道小安給玩具換地方，也不認為自己與莎莉知道的事實是不一樣的。

也就是說，**為了能夠真正理解他人的事，除了要一邊想像自己與他人相同之處，也一定要理解自己與他人的生活條件是不同的；他人與自己有著不同的知識，便會產生不同的看法。**

典型且正常發展下的孩子，在大約四歲左右時，對莎莉與小安測驗的答案，會和大人一樣回答「籃子」。畢竟，人在成長的某個時候，自然就會知道為了能夠更深入地理解他人，區別自己與他人是必要的事。

同理心的腦活動

基本上，我們的大腦會將自己與他人視為一體，但是，隨著我們的成長，為了真正理解他人的事，就必須漸漸區分自己與他人的不同。**但自己與他人的關係越是親密，例如家人的關係，就越難區分。**

在我們的大腦中，存在一些部位，即使只是看到別人遭受痛苦，也會像自己實際在承受痛苦一樣的活躍起來。儘管自己的身體沒有直接感受到痛楚，但是在看到別人感到痛苦時，自己的大腦也會產生「好痛！」的反應。這就是所謂的「同理心的腦活動」。

至於同理心的腦活動程度，會因為疼痛的對象不同而有所變化。比如看到與自己較不親近的人在承受疼痛，與看到自己親密的人的疼痛，後者會引發更強烈的感同身受。

從這裡應該不難理解，當自己的伴侶或孩子遇到問題時，我們會比對待陌生人擁有更強烈的同理心；夫妻或親子之間的腦部活動被認為是緊密相連的，因此當需要進行區分時，可能會變得困難。

所以**在罹患阿茲海默症之後，與患者愈親近的人，就愈難接受自己無法再像從前那樣被對方理解，因為心裡往往會持續假設「這個人一定仍然能理解我」、「對方一定會如我所想的接受我的意思」**。

這也就是我理所當然地認為「母親能接收到我的心意與感情」的原因，然而當我發現事實並非如此，受到的衝擊是相當強烈的。

母親忘記我的生日了

對我來說，威脅到母親與我的關係，並且讓我決定改變想法的導火線，就是母親想不起我出生時的事。

「你出生的那天非常冷。我晚上去醫院，他們讓我躺在像水泥一樣冰冷的床上，因為你一直還沒有要出來，醫生與護士最後只丟下一句『有異常狀況再呼叫我們』就走了。當時沒有人陪我，你爸爸也不在，整個晚上我獨自冷得發抖，隔天早上才終於生下你。那時真的很辛苦。」

關於我的「世界之始」的故事，母親以前就說過好幾次。

但是，二〇一六年時（距離二〇一五年一月疑似發病，已有一年多了），母親不再笑著問「要怎麼過生日呀」，她忘了父親的生日、哥哥的生日、我的生日，她忘了大家的生日。

快到我的生日時，我試著問母親：「我的生日是什麼時候呀？」結果母親只是尷尬地笑著說：「是什麼時候呢……」雖然如此，我仍然想讓她再思考一下，問她：「我是在什麼樣的情況下出生的？」如果她能想到那天很冷，或許就能推測出那個時候是冬天。

「唔……是什麼樣的情況呢？」母親抓抓後腦勺。「那天是不是很冷呢？」我再問。母親卻為難地回答：「呃——我忘了呀！」

曾經最常被提起的話題，母親卻想不起來了。對我來說，真的是很大的衝擊。

我沒有生小孩的經驗，但常聽人說那是能給一個人的人生下定義的一件大事，所引起的強烈情緒，比其他記憶更令人難忘。產生強烈情緒的事件，會讓被稱為「腦部感情中樞」的杏仁核向海馬迴發出命令：「這件事不能忘記！」所以也比其他記憶更不會被忘記。因為生自己的孩子時會湧現強烈的情感，所以忘記那時的情況，絕對不是正常的吧！對我來說，母親忘記我的生日就像我和母親的連結被切斷了一樣，也讓我感覺母親的本性崩解了。

不過，我試著去想像，這些事情在母親眼中又是什麼樣子？

對我來說，那就如同「世界之始」一般，所以「母親的本性崩解」是相當嚴重的事情；但對母親來說，她和孩子在一起生活，只是她漫長人生中的一個段落。儘管這是重要的過程，但接在這個過程之後，她還經歷許多驚訝、難過、喜悅、悲傷的事。現在，她的孩子長大了，一起過著平順的生活……但這個「現在」對母親而言，或許是她人生中第一次得了重病，前所未有的艱難時期。

對人類來說，獲得神給予的生命，是一生的幸福；但對神來說，給予人類生命，只是一件平常事。同樣的，對我而言，出生是一生一次的重大事情，但對母親來說，她生了我和哥哥，經歷了至少兩次重要的生育；雖然她多次細述我出生時的情景，但在她罹患重病後，或許那個曾經重要的記憶，就變得不必再去記憶了。禮物一旦送出手，就不再屬於自己的了。

我想，母親現在可能不會期待能為我做什麼，她應該已經進入思考能為自己做什麼的時期了。

大腦謀求徹底的效率化

對母親來說，把我生出來的記憶，或許已經變成沒有必要記住的回憶了。這是大腦謀求效率化的表現。

從以下的實驗，可以明白這一點。

它是針對去美術館參觀雕像展的人。他們其中有人看了展覽後就回家，有人看了展覽後，還拍了雕像的照片才回家。請問何者在回家後還記得住雕像的細微部分？

答案是前者，也就是只看雕像、沒有拍照的人，更能夠記得雕像的細部。因為那些拍了照的人，已把影像留在照片中，沒有必要再把影像留在自己的腦子裡，所以大腦主動放棄了影像的記憶。

把說的話錄音下來和做筆記等等行為，就和拍照一樣，所以可以說照像機、錄音機、筆記本等等，都是腦記憶的外部裝置器物，利用了這些器物，腦子便放手記憶的工作。

在「以後再也看不到、再也聽不到」的條件下，大腦就會認真去做記憶的工作。而能被照片、錄音機、筆記記錄下來的東西，以後可以在別的場合、在某種要求下，重現當時的影像、聲音。大腦在謀求效率之下，只記憶可以參照性的東西。

利用照片或錄音機把記憶外部化，只在必要的時候拿來參考，那麼大腦就可以儲存其他無法重複的重要事件。

「與人交談」這種事，也是一樣的。母親經常對我說我出生時的情形，說得夠多了，所以忘了。因為大腦只須要有人記住那件事，不管那個人是誰，就足夠了。

母親只是忘記我出生時的情形，並沒有說我這個孩子不重要了。

如果說，因為忘了與我的重要記憶，即代表不愛我了，這樣的想法就太淺薄了。母親只是以我的大腦，做為她的腦部外部裝置，並不是不愛我了。

分不清衣服屬於誰的人，只有母親；而混亂了自己想法與母親想法的人，則是我。

我要在此先說明，我從來沒有離開過原生家庭，沒有一個人獨自生活過，和母親的關係也一直非常親密。而有些人或許提早獨立，已經能體認到自己和母親不是同一個體，母女雖然沒住在一起，卻也能維持非常融洽的關係，可能就不會發生我所說的問題。因此，我其實不必為了瞭解到母親和我並非同一個體、是不一樣的，而感到震驚。

阿茲海默症患者的問題，不只是患者本人的問題，也是家庭的問題，更是患者與家人之間的問題。

母親的角色、女兒的角色

請讓我繼續從我和母親的關係，更深入地探討一些問題。比如在第三章，曾經提到我們母女在廚房發生過誰來主導的問題。而且母女之間跟夫妻之間不同，例如會有分不清誰的衣服的問題，因為我們母女穿的都是女性服裝，就讓界線變得模糊了。正因為條件的重複性大，讓我和母親都難以確保自己的領域。

另外，對女兒而言，母親是保護者，而女兒也希望母親是能給自己保護的人。然而，現實上卻是女兒照顧母親的時候越來越多。正因為現實與期待背道而馳，所以彼此之間常常會出現不愉快的場面。

儘管到現在，不時地還會想維持以往的「角色」，像以前一樣「母親照顧女兒、女兒依賴母親」的狀態。

但是，根據一個稱為「米爾格倫實驗」（譯註：Milgram experiment，又稱「權力服從研究」。）顯示，如果過於強迫或堅持地執行某件事，將會導致非人道的後果。此實驗是源自對納粹戰犯阿道夫・艾希曼（Otto Adolf Eichmann）的審判研究：這個人在當年將猶太人送往集中營的過程中擔任領導角色，他甚至接受權力者的命令，儘管是去屠殺數百萬個猶太人，他還是自豪地執行了任務。哲學家漢娜・鄂蘭認為，艾希曼並非天生邪惡，只是一個平凡、普通的人。然而，即使是普通人，如果過度背負被賦予的「角色」，也可能做出極端殘酷的行為。

所以我認為，還是不要過於深入母親或女兒的角色，否則在過度沉溺或堅持之下，只是為了追求理想形象，很可能讓人忘了現實中的自己。

此外，從「有能力生活的」、「沒能力生活的人」、「照顧者」與「被照顧者」這些角色，可理解在「看護」情況下所產生的權力關係。在成為「照護者」和「被照護者」身分時，照護者可能不知不覺中形成了「我在為你做事」的意識，而被照護者則可能產生「我在接受照護」的心情，這可能導致「既然是我在為你做事，你就不應該反抗」或「因為是我麻煩了別人，所以不應該反抗」這樣的心理。

生病的人覺得自主性與自由被剝奪了。然而，看護者的自由其實也同樣被剝奪了，心裡不免想著：「為什麼我非幫你不可？我應該也有我的生活，因為你，我的生活被剝奪了！」

所以，**為了保護彼此，最好不要太認真地要求自己「我必須這麼做」。彼此都太認真時，有時反而是一種傷害，在不會造成負擔的狀況下，做自己能做的事情就好了。**這是我想強調的事情。

變得不認識「家人」或「自己」，是什麼情景？

寫到這裡，我想整理一些想法。

認知的能力會因為得到阿茲海默症而衰退。再者，患者本人與家人，都會因為保護不了個人領域，而覺得自己的主體性與自由被剝奪了。這不只是阿茲海默症患者的問題，也是「期待患者能夠恢復到以前」的家人的問題。

另外，「有能力生活／沒能力生活」與「母性本能」，或許根本就是兩回事。母親做不到的事情越來越多，我也因此而受到傷害，這或許是因為我無法妥善地區別自己與母親，又被母女角色束縛，而忽略了母親的個體性吧？

但是，母親的「母性本能」到底是什麼呢？

母親以前能做到的事情，現在變得不能做了。看到母親的行為變得不再熟悉，我確實感到失落。總之，伴隨著認知能力的退化，母親的一部分「母性本能」會隨之消失，這是毫無疑問的事實。但是，就算認知能力退化了，如果還有殘留的「母性本能」，那到底是什麼呢？

在認真面對這個問題前，不妨先來檢視一下，在患者認知能力退化的過程中，給患者和家人帶來最大衝擊的是什麼？不能做到什麼事情是最難以被接受的呢？

因為阿茲海默症引起的認知問題中，讓患者本人和家人感到害怕的一件事就是：即使看到朋友和家人的臉，也不知道這個人是誰。

阿茲海默症病程中會出現這個現象，是已知的事實。首先，患者看到朋友或家人的臉時，雖然知道是認識的人，卻叫不出名字。過了這個階段後，則是就算看到臉也不知道是誰，更不會有熟悉的親近感。

事情怎麼會變成這樣呢？

一般認為是腦部的萎縮部位已經不只停留在海馬迴，而是擴及大腦皮質了。而大腦皮質是記憶的貯藏室，這是前面反覆提過的。

位於大腦皮質顳葉中，有個稱為「梭狀回」的部位，最大的功能就是記憶以前見過的人的臉。我們都知道，當人受到強烈的衝擊，或出現腦瘤、腦梗塞等情況時，會讓這個部位受傷，引發所謂的「臉盲症」。

「臉盲症」是明明可以知道臉的各個部位，例如臉、鼻子等等，卻無法將它們整合起來識別為一個個體，因此說不出「是誰」的病症。不是眼睛看不到，而是清楚看到臉了，卻不知道這個人「是誰」。

因為阿茲海默症的病情發展，腦部已萎縮到這個領域出現「臉盲症」，於是連親近的人也認不出來了。

此外，還有一種稱為「卡普格拉症候群」（Capgras delusion），或稱「替身症候群」的奇怪症狀。

這是因為杏仁核等與感情相關的大腦部位發生異常，於是在面對像家人、情人、朋友等對自己很重要的人時，卻深信「他們是外表和親人一模一樣的假貨」。

此病症和臉盲症不一樣，雖然看到臉，並知道「這是丈夫的臉」，在視覺認知上雖然很明白，但由於關係到感情的腦部位發生異常，所以即使看到丈夫，也不會湧現親密的感情。

那麼，大腦為了要理解「明明是丈夫的臉，卻沒有親密的感覺」這種不協調的狀態，便給了這樣的理由：如果真的是丈夫，自己不應該沒有親密的感覺，所以這個人一定是跟丈夫長得很像的假貨。

研究報告指出，此病症也是阿茲海默症病情發展中常見的症狀。

因此，患者可能無法再認出家人或親密的朋友。這不僅意味著失去了對自己生命中與他人深度交織的記憶，也代表失去了對人生中最重要事物的記憶。雖然這是一種對他人面孔記憶的喪失，但同時也可說是決定性的「自我」喪失。

想像自己有一天會變成那樣，確實是非常可怕的狀態。或是，如果有某個朋友或家人把自己遺忘了，當你一想到「啊！這個人去了一個我觸碰不到的遠方」，也一定會感到深深的悲哀吧。

喪失認知能力後，還剩下什麼？

失智症是「喪失記憶，連家人的名字、面孔也會忘記，變得自己不再是自己的病」、「失去獨立性，給親人造成負擔的病」、「無藥可治的病」。就某種意義來說，以上都是事實。僅僅聽到上面所說的情況，就足夠讓人害怕了。

在法律上承認安樂死的荷蘭與比利時，失智症正以意想不到的形式成為某種問題。與其面對可怕的失智症，如果得到了無法治癒的失智症，寧願放棄治療，選擇安樂死的人越來越多了。

踏實可靠的自己才是「自己」，記憶力與判斷力退化的自己不是

「自己」。這是不想看到自己悲慘的狀態。因為不允許自己有軟弱的模樣，所以希望安樂死——畢竟沒有人希望自己是弱者。

我也有那樣的心情。但我認為，「軟弱的自己很悲慘」可能是自許為「強者」的人才有的想法。

人從小到大，總會期待自己未來的人生會越來越好，認為還有許多未曾見過的事物在等著自己，於是努力學習各種本事，好去完成種種事情。那是只看到所謂人生強大、光明面的時代。許多人都擁有那樣的時代，但人會逐漸忘記自己所擁有的，累積的體力會逐漸消退、消失，然後經歷不怎麼閃亮的時代。明知如此，人彷彿還是無視「事物會消失」的事實，認為那樣很悲慘。

尤其是得了阿茲海默症這種事，或許看起來真的很悲慘。因為阿茲海默症是腦部的疾病，所以會讓人連人生的重要事情都想不起來。但是，**這種不幸是想像來的，得到阿茲海默症的患者，是否真的感覺到人生變悲慘了呢？**他們有什麼樣的感覺呢？這是必須進一步詢問、研究的。

正因為阿茲海默症是會讓患者記憶力、判斷力下降的疾病，所以無法期待他們能夠以一貫性的語言來回答，一般會認為對他們提問也沒幫助。所以長期以來都沒有這樣的研究調查。

得到阿茲海默症的人，到底會有什麼樣的心情呢？此事一直不明確，畢竟只能知道患者在發病前的想法，認為「如果到了那種狀態，活著也沒有用」，覺得「那樣的活著，不如死了算了」，所以有人便希望可以安樂死。

在那樣的人當中，有一位名叫瑪戈的女性，她曾表示如果自己得到阿茲海默症，而當病情惡化時，希望可以安樂死。但是，當她在病情逐漸惡化的過程中，她忘了自己曾經有過那樣的表示，每天開心地吃著醫療設施提供的花生三明治，過著看起來很幸福的日子。她即使喪失了記憶力與理解力，似乎仍然可以過著看似幸福的生活。

如此看來，他人想像阿茲海默症患者的感覺，和還未得病卻想像自己罹患的感覺，以及已經得病、處於病症之中的實際感覺，存在著不一樣的可能性。至少我們可以知道，**阿茲海默症患者仍然有感覺幸福的能力。**

於是，「患者現在處於幸福狀態中，是否應該遵從他曾經擁有、卻已經忘記的意願，而讓他安樂死？」這是很具爭議的問題。

失智症患者對自己的狀態有什麼感覺？

在這樣的背景下，有研究者開始進行訪談，認真聽取失智症患者對自身狀況的真實感受、他們是否意識到自己的問題，以及如何應對這種疾病。

根據荷蘭研究員瑪利克・戴布爾（Marike E. de Boer）於二〇〇七年彙整的報告，結論如下：

一、失智症並非僅僅是讓人無法自理的疾病。

二、無可否認，失智症會帶來種種的痛苦與負面的情緒，但是患者在面對這個病症時，並非只是單純的接受，也會想要克服面臨的困難，並試著尋找應對的方法。

三、從旁人角度看起來是奇怪的行為，很多時候卻是患者為了克服自己的問題，所思考出來的對策。

總之，患有失智症的人會以自己的方式瞭解病情，並且在這過程中重新調整自己，努力去適應狀況；可以說，患者也是積極過生活的人。

不過，我想再具體說明一下。

阿茲海默型認知症的一個重要診斷標準是「缺乏自覺」的症狀。患者往往會忘記自己曾經忘記的事，而且注意力無法正常運作，導致行為或言論不符合情境，卻對此毫無察覺。在別人面前，即使做出的行為讓人發出「咦？」的疑惑，他們也未能察覺其中的異常。

如果海馬迴受損，而無法記住當下的事，那麼無法自覺當下行為的奇怪之處，似乎也就理所當然了。正因如此，這種「缺乏自覺」的現象被視為罹病的依據。然而，透過訪談發現，這種行為實際上可能是患者進行自我調適、「適應」病程的表現。

我的母親也是，當我第一次在情急之下說出「去醫院吧」的時候，她確實生氣了。她說：「自己的身體狀況，自己最清楚。如果真的不行了，我會自己去醫院。現在沒什麼事，別管我了！」

母親並不清楚自己的嚴重性，那讓我感到悲傷。所以，之後便假裝要注射流感疫苗，把母親帶去醫院。而事先，也和熟悉的醫生打好招呼，讓醫生問母親：「最近有沒有感到什麼不舒服的情況？記憶力還正常吧？」

讓我感到吃驚的是，母親在醫院突然變了個人，儘管醫生是不認識的人，她竟能坦率回答：「最近好像變得有點健忘。」於是醫生說：「那就檢查看看吧。」就這樣，醫生開了大醫院的轉診單，母親從此展開失智症的一連串檢查。

也就是說，母親可能對自己的病況並非完全沒有自覺，她是難以對女兒啟齒，不想承認自己病了，所以對我否認她生病的事。母親對陌生人誠實以對，或許是不想讓一直接受她保護的女兒看到自己的弱點。

根據瑪利克．戴布爾的報告，從對初期失智症患者的訪談中可以知道，幾乎所有的患者還是多少有自覺性的。從患者口中，可以明白他們對自己狀態的擔心與不安。**他們還述說了自己最受傷的事，那就是在人前犯錯、得不到家人的認同、家人代替自己做了所有事情……**等等。

患者因為自己犯下的失誤，以及從他人的反應中，感覺到自己的無能，深覺自我受到傷害、威脅。正因為有這樣的自覺，所以想隱藏失誤，努力去掩飾自己的過失。但在旁人眼中，他們的掩飾卻被視為「缺乏自覺」。事實上，正因為有自覺，患者才會拚命地想自我保護。

舉一個發生在我母親身上的例子。有一天我們去某家百貨公司，其廁所的門鎖結構與我家完全不同，所以母親使用廁所後，因為開不了門而被關在裡面，最後是藉著別人的幫助才脫困。可是她一出來，卻連句謝謝也沒有，只是像平常一樣若無其事地去洗手，然後快速地離開。當時也在現場的我，驚慌到哭了，連忙跟周圍的人道謝，但母親並非「不知道自己被救」而若無其事地走出廁所，她其實也受到了衝擊。我認為她一副「什麼也沒發生」、「沒事」的模樣，是在保護自尊心，因為接下來的一整天裡，她的臉色都是蒼白的。

對阿茲海默症患者來說，這樣的「自覺」問題，以及故意忽視自己頻頻出錯的行為，漸漸會形成一種壓力，讓患者變得無法和以前一樣的工作、煮飯，也不喜歡出現在人前——這不僅僅是因為「認知能力」下降的關係，**他們之所以如此，也是為了降低失敗的情況發生，避免自尊心受損，因此只做那些確實能完成的事，以獲得自我滿足。**他們其實不斷地在思考如何才能過得更滿足，並在不給他人添麻煩的情況下，又能幫助別人，甚至進一步針對自身的症狀找到對應的方法。

然而，我們旁人看到的，卻是他們越來越多不合邏輯、怪異的言論，有時甚至顯得麻木不仁，這其實是患者拚命保護自己的證據。即便是健康的人，遇到前所未見的情況，也會感到不安或受到威脅，進而採取誇張的行徑，或拒絕接受不符合自我期待的訊息，來維護自己。而失智症患者出現的「不協調」症狀，正是因為他們在竭盡全力、運用僅存「正常」的能力來面對問題的結果。

不管怎麼說，得到失智症的人在經過一段相當長的時間後，仍然能感覺到幸福的時刻。瑪利克・戴布爾的報告中，有一段記載關於「瑪戈做花生醬三明治」就是個例證：

失智症患者的安養設施中，通常也會照顧到他們的心理，讓患者做可以做到的簡單事情，不讓別人為他們做太多，讓患者感覺到自己的主體性，或是幫助別人的能力，即使幫助別人做一點點小事也可以。他們喜歡得到別人的認可，也會因此感到開心。

所以對失智症患者來說，「有些事已經無法做到了」雖然是因為腦部的「衰退」，但也不完全是「悲慘」的象徵。

阿茲海默型失智者的社會感受性

阿茲海默型的失智患者在初期階段所表現出來的社會感受性，與健康的人是相同的。但是比起此類失智症，較少人得到的「額葉顳葉變異性失智症」，它的起因不是海馬迴的問題，而是主管社會性與感情的額葉與杏仁核等腦部位。根據調查，這種失智症者在與人說話的過程中，注視對方眼睛的時間有異常長或異常短的情況。

而在這方面，阿茲海默型失智症患者就與健康人一樣，他們會適度注意別人的視線，想從別人臉上的表情，確認自己是否行為失誤。

但是從這點來說，尤其是阿茲海默症的「初期」患者，由於海馬迴以外的腦部功能相對正常，因此會在情感上陷入危機：因為還沒有習慣自己的病情，又時常處在困惑之中，為了正確讀取別人的反應，所以特別敏感。正因為除了記憶以外其他功能仍然正常，這種感受變得愈加無法忍受，所以這個時期的患者想自殺的人特別多。在荷蘭有很多想安樂死的人，也大多是這個原因。

然而重要的是，**患者在初期階段所悲觀想像的未來，與實際的未來並不一樣，因為「人是會適應的」**。人也會努力去理解自己的處境，找到處理錯誤的方法，或嘗試做自己力所能及的事。同樣地，家人也會逐漸適應患者的狀態，並且找到保護患者、減輕不安的對應方式。所以，事態會獲得改善，生活中也還會存在著幸福感。

人不管被放在什麼樣的狀態下，都會利用剩餘的腦力保護自己，去適應生活。所謂的「學習」，就是可以明瞭更多的事情，能夠做正確的事情。但我覺得**能夠以自己的方式去接受所處的狀態，發現生存的希望，不也可以說是一種學習嗎？**

而如此一個接一個學會面對新的事物，難道不也是在發揮生而為人的重要能力嗎？

即使大腦的萎縮不僅限於海馬迴，還蔓延到大腦皮質的各個區域，人類仍會運用尚未受損的腦部，努力適應所面臨的狀況。儘管忘記了家人和朋友，他們仍然持續調適，嘗試過好每一天。這種伴隨到生命終點的適應能力，以及在生命最後的奮鬥，難道不是他們「自我」或「本質」的一部分嗎？

從外人的角度來看，這樣的狀態或許顯得淒慘。而當下的我，若設想未來失去多種認知能力，也可能會覺得那樣的自己很悲慘。

然而，即使大腦再怎麼萎縮、再多的功能喪失，人仍會盡力適應生活並尋求幸福。這樣的過程，應該值得被珍視，並視作這個人「自我」的一部分。

或許我也終於明白，應該關注的母親，不只是年輕、充滿活力、處於美好時光的她，也應包括生命終點仍展現「母性本質」的她。

失智的康德

出生於一七二四年的哲學家康德（Immanuel Kant）以《純粹理性批判》等書，對西方哲學具有重大的影響力。但據說晚年的康德患有記憶力障礙的失智症（愛羅斯．阿茲海默發表「阿茲海默症首例」時間是一九〇七年，在康德一八〇四年去世後的一百多年。在康德已經長眠的現在，要確定他屬於哪一類型的失智症，是十分困難的事）。

康德是個比任何人都更深入思考「理性」以及「人類如何才能過好生活」的人。即便是這樣的人也會罹患失智症，這讓我不禁想：「連康德都會得失智症，那麼不管發生在誰身上，也都無能為力啊！」這樣的想法反而給了我一點安慰。不過也可以得知，人其實不是因為懶惰或不努力才會得失智症。

康德是實際存在的人物，並且是個擅長交際、很會說話的人。他幾乎每天都會出席種種餐會，自己也會舉辦餐會活動。他在會中總是很認真地傾聽別人說話，並且明確地掌握到談話重點。因為他總能幽默以對，所以和他交談過的人，都能心情愉快地離開。

然而這麼一個充滿知性的人，卻在生命的最後幾年經常重複說著相同的話，例如「六月，七月，八月，這三個月是夏季」，甚至也在筆記本寫下這類誰都知道的事。他說的話不再富有機智，連和人溝通都變得困難。

但重要的是，根據大井玄先生的著作《失智的康德有「理性」嗎？》提到：對於康德這位偉人的戲劇性變化，周圍的人即使發現康德忘了什麼，也沒有人會因失智而嘲笑他、指責他。

這是因為他在哲學上的成就太偉大的關係？還是因為他一直以來的處世原則都是「自己想得到的，也讓別人得到」、「對待他人時，以他人為目的，而不是以他人為手段」，並按照自己所寫的思想那樣，徹底地尊重、重視他人，是個令人驚嘆的人物呢？因此周圍的人對康德的尊敬之情，從來沒有消失過。

失智後的康德幾乎沒有攻擊性、徬徨迷失等精神行為症狀。儘管他不再能與人心靈交流，但他仍然如神一樣的受到眾人的崇敬，保持著平靜的生活，幸福地度過他的晚年。

的確，**一個人無論忘了什麼，或無法再做什麼，我們仍然可以給予尊敬，而這樣的態度，確實可以改變他存在的價值。**

而為了讓他能持續保有「個人本質」幸福地活到最後，周圍的人其實可以做些事情來進行協助。

但如果你問：「是否只有康德這樣的偉人，才能那樣活著？」答案是否定的。在此舉個例子：臨床心理學者河合隼雄先生寫了一本書，《關於衰老這件事》。書裡提到在很久以前，北海道的愛奴族人面對村裡的老人變得常「發呆」，無法使用語言溝通時，族人便認為老人「變成使用神的語言說話」，也就是說，他們把不能與自己交流的「發呆」老人，視為神一樣的存在，和諧地生活在一起——沒錯，如此將自己與他人想成是「不同」的存在，就會懂得珍惜彼此。

CHAPTER

5

情感本身就是一種感知

我試著回想母親得到阿茲海默症後的種種變化。

一開始，她經常臉色蒼白地靜坐在沙發上（但這一點後來有改善，也能在她的臉上看到笑容了），她也不再去喜歡的合唱團練習。還有，原本是一個喜歡社交活動的人，卻變得不再自己一個人出門了。她也無法決定菜式，烹調出須要累積許多小步驟才能完成的菜餚了（但是她仍然有想自己做菜的強烈意圖，不會把做菜的事情完全交給我）。不過，她的好惡也變得很強烈，不喜歡我煮的食物。另外，某個人現在明明已經不在人世了，她卻混亂了，覺得那個人還活著。再者，以前我們母女的感情非常好，但母親得病後，我們變得很難準確地瞭解彼此的意思。

「美國阿茲海默症協會」是帶頭進行此類病症治療、支援、研究的組織，他們提出「給家人的建議」，告訴我們典型阿茲海默症患者個性的變化，有以下八種類型：無精打采／對以前喜歡的活動失去興趣／有被迫害妄想的傾向／常做出錯誤思考／逃避人群／不能做出決定／喪失自主性／對他人漠不關心。

我試著參考了上述的八種類型來觀察我母親，發現她完全符合那樣的變化。

關於「對他人漠不關心」這一點，我想舉母親兩個例子，來進行補充說明。

那時是母親確診兩年後的秋天。那天因為煮了栗子飯，想把它供奉到佛龕，卻看到香爐的爐灰中倒插著火柴。香爐是供奉線香的地方，為什麼會有火柴倒插在香爐裡呢？我嚇了一跳，立刻拔掉那根火柴，竟發現旁邊還有四根一樣倒插著、還沒使用過的火柴。「為什麼會有五根沒有使用過的火柴倒插在香爐中呢？」我感到奇怪地想著。

這麼讓人難以理解的事情，我認為應該是母親做的吧。於是我向母親求證，她卻說：「火柴？奇怪了！那不是我做的。」然後我又去向父親求證，父親說：「佛龕的事情一直都是你們母女在負責的，我不會靠近佛龕。」

父親說得沒錯。每天都會清理佛龕的人是母親，父親只有在中元節或先人忌日時才會過來上香。所以，那幾根火柴應該是母親按著平常的習慣，在靠近佛龕時從火柴盒裡拿出來，卻突然不知道要如何點燃，但又想到拿出來的火柴就那樣放著的話，可能發生危險，於是在看到眼前的香爐後，便採取了「插在這裡的話，就可以放心」的行動。

我想在那一瞬間，「香爐」作為「供奉線香的地方」這個認知在母親心中已經瓦解了，只剩下「灰可以熄滅火」、「火會產生灰」這種直接的想法。

我和父親對於這個世界的認知，在母親那邊經常是行不通的，母親的思維會像「火與灰」這樣，依賴一種更直接的意義——或者是在她日益狹窄的視野中，藉由簡化的聯想，去進行當下的行動。

後來我對母親說：「香爐是插線香的地方，火柴不是插在香爐裡的東西。」一想讓母親想起香爐原本的意義，打消她「灰」等於「滅火器」的認知，但母親的反應是：「我應該不會做出把火柴插到香爐這種奇怪的事。」她的反應與我和父親所想的完全不同。

母親的行為變得經常是未經思考的莽撞行動。因為她注視範圍變窄，只知道在自己狹小的世界中行動，這讓周圍的人感到不能理解，他們也對於母親「在自己的重要場合做出奇怪行為」感到困擾。光是對於「不能適切地體認他人心情」這一點，我認為就是阿茲海默症協會所說的「對他人漠不關心」的表現。

此外，我要再多補充一些。有時我會因為母親的好惡感變得強烈而擔心。有一次我外出工作，看到有人賣醬油煮的甜辣花豆，心想媽媽一定會很喜歡。她一直很愛吃豆類食物，但煮花豆很費時間，很麻煩，所以我平常不會煮花豆，既然有現成的，我心想「買回家給媽媽吃，她或許會很開心」，於是便買回家了。

但那天我回到家的時間有點晚，母親和父親都已經睡了，所以我想「明天再吃吧」，開心地把花豆放進冰箱的冷藏庫後，也去睡覺。可是第二天早上我打開冰箱，卻找不到昨天晚上放進去的花豆，找了又找，才看到花豆被丟在廚房的角落，包裝花豆的袋子也被拿掉了。

對母親來說，因為她沒有買那袋花豆的記憶，所以認為那是「不要」的東西吧？還是因為煮好的大花豆看起來黑黑的，外觀不佳，讓她覺得不舒服呢？（因為大腦皮質的感覺統合功能無法順利進行，讓阿茲海默型失智症患者對於「這是什麼東西」的認知產生問題，在看到又黑又大的東西時會產生誤解，以為那是什麼蟲子之類的。這是已知的阿茲海默型失智患者的病症。）而我，實在無法理解：「為了讓母親歡喜而買回家的東西，母親為什麼要丟掉呢？」我只想到母親因為東西看起來不舒服，就把它丟掉，覺得自己的善意被踐踏了。當時我也向母親確認：「為什麼要丟掉我買的花豆？」母親的回答是：「我不會丟掉你買回來的東西。我不會。」母親的表情非常認真，以嚴肅的眼神告訴我：「那是不可能的。」

這些，都是因為注意範圍狹窄了，看待事物急切而不假思索的關係，才會出現「讓人感到驚訝的行為」、「不能體貼他人心情」的現象——這也能說是症狀之一「對他人漠不關心」的表現吧。

發生這樣的情況時，確實讓人感到傷心。然而更應該注意的是（前一章提到過的），相對上來說，阿茲海默症患者對社會的關心度，其實還是比較正常的，他們很可能不是真的對別人的心情漠不關心，不是對別人的事情不感興趣，而是他們能夠注意的範圍變狹窄了，這讓他們注意不到別人的心情。我看著媽媽，覺得她就是這樣的。

到目前為止我寫的關於母親的變化，主要還是因為母親的海馬迴萎縮與後頂葉皮質的活動機能下降，還有大腦皮質的慢慢萎縮所造成的記憶力、注意力、判斷力等能力和認知機能衰退，這些都是清楚可見的「個性變化」。

由於認知機能的退化，母親就像去了遙遠的地方，讓我和她的溝通變困難了，我因此覺得有些落寞。不過還好，母親的這些變化和我一開始懷疑她「或許得了失智症」時所設想與擔心的「本性變化」，是有些許不同的。

怎麼說呢？如果我能準確地傳遞訊息，那麼母親的反應可能就會和以前一樣，比如「我才不會把火柴插在香爐呢」、「我怎麼可能丟掉你買回來的東西」。而我接下來要說的事，也有些類似。

父親生日那天，颱風來了。因為是一年一度的重要日子，所以儘管外面風雨交加，我還是準備去買蛋糕，但父親說：「不是今天也可以。有沒有蛋糕都沒有關係。」不過，母親對此還是說：「去買吧！要買特大的喔。」母親這樣的回應一如從前，可以看出她對父親的愛也和以前一樣深厚。

我想，每個人的「個性」是不是可分為兩種？一個是認知機能構成的「個性」，另一個是人的基本情感組成的「個性」。

如果不能夠準確地傳遞訊息，那就會讓接收訊息的人出現奇怪的行為；而訊息的傳遞如果是準確的，那麼接收訊息的人的反應，就會和以前一樣。喜歡什麼、不喜歡什麼，對事物會有什麼樣的反應的情緒，在某些時候多少都會有強弱的變化。在這個理論的基礎下，我覺得我的母親幾乎沒有改變。

確診兩年半後的母親

母親確診兩年半後，我開始注意到不應該只關注母親「失去的部分」，而是「還存在的部分」。那麼，還存在母親這個人身上的部分是什麼呢？以下是母親在這時期讓我印象深刻的六件事：

1. 母親被診斷得了失智症後的第二年某個秋日，我因為在工作上出了意外的失誤，回到家後，在看到母親的瞬間，緊繃的情緒一鬆懈，便撲在她懷裡大哭起來。母親馬上接連地問我：「誰說了你什麼嗎？」又問：「有人欺負你了？」「有人說了讓你不開心的話？」

母親的反應和她還沒得到失智症時一樣，是慈愛溫柔的母親。

其實，我只是自己出了差錯，所以那些問題的答案全都是否定的，但我懶得一一更正。而且，看著母親依舊如昔的反應，我感到很開心，於是繼續賴在她的懷裡哭了好一會兒——真的，能跟媽媽撒嬌的感覺真好！

接著，媽媽對我說：「沒事的。媽媽也會遇到……也有人會說讓媽媽不開心的話。不過，遇到那種情況，媽媽就保持沉默，什麼話也不說。有很多事情是無可奈何的。會沒事的，沒事的。」

這句話讓我驚訝不已，因為這也是非常符合母親性格的反應。我一邊哭一邊苦笑著想：「這個『對她說壞話的人』，是不是指我呢？我曾經因為煩躁而對媽媽發火。」

母親的情感還是和以前一樣，她仍舊以自己的方式感知、思考，並且以母性的本質生活著。

2. 母親每天早上都會收看ＮＨＫ電視台的晨間戲劇。她早上看過了，中午還要看重播，中午看的時候也會和早上初次看時一樣笑著，這是因為她沒有記住故事情節的關係嗎？反正她就是一次也不會漏看，每次都像是第一次看到。而讓我吃驚的是，有一天母親像平常一樣看晨間戲劇，我發現節目一開始後，她竟然隨著主題曲的響起，也跟著哼唱起來。母親得到失智症已經兩年半，在病情的進展下，狀況應該比之前更嚴重，但她仍舊喜歡唱歌，而且新的曲子也已經定著在母親身體裡了——從這裡我也發現，母親今後仍能學習「新的事物」。

3. 這時期的母親，還會在早上問我：「今天要去哪裡？」聽到我回答「要去大學上課」之後，她會說：「是呀，加油哦！」然後送我出門。母親的「加油哦」聽起來的意思，並不是要我去大學好好念書，應是要我在學生面前好好表現。她好像理解我不是學生而去大學上課，而是以老師的身分去教導學生。母親剛被診斷是失智症時，第一次聽到我說「我要去大學上課」，曾經很驚訝地說：「真的呀！很厲害耶！」經過兩年的時間，她記住這件事了。雖然我曾經以為她不會記住我的新工作，但看來她是能記住的。

4. 母親通常不只和父親去散步，當父親不在家時，她也會找我一起去散步。那個時候母親想走平常和父親散步時不會去的地方。於是我們從家裡走到附近的車站，然後搭電車到母親娘家那邊的車站。到了那邊的車站後，母親突然掌握了散步的主導權。

「要不要試走那邊的路？」「買那家店的干瓢卷壽司回家吃吧！」母親說著，精神變得比在家附近的車站時好，也說了很多想說的話。她開始告訴我：「從這邊直走的話，可以走到學校。」又說：「在這裡轉彎的話，就可以走到神社了。」母親話多得讓我震驚。我知道還留在她腦子裡的小時候記憶非常清楚，並且感覺到她想聊小時候，想告訴我她小時候的事（根據二〇一八年六月十九日日本朝日新聞的報導：位於德國德勒斯登一所老人安養中心，由於內部整修，重現懷舊的舊東德時代風格裝潢後，老人們的話突然變多了，原本不能自己去廁所的老人，也在指示板變成六〇年代的模樣後，好像也能自行去廁所了。雖然無法治癒失智症的根本，但從前的記憶會以意想不到的方式復甦，於是患者能做到的事情變多了。這真是令人驚訝的事啊）。

5. 那是二〇一八年六月世界杯足球賽期間發生的事，當時電視轉播了日本隊對哥倫比亞隊的比賽。那場比賽最後，日本隊首次踢贏來自南美洲的哥倫比亞國家隊，是一場歷史性的勝利。之後的連續幾日裡，電視一直在播報足球比賽的相關新聞。母親每次在電視上看到日本代表隊，總會認真地在隊伍中尋找哥哥的影子，並問我：「你哥哥在哪裡？」因為哥哥青少年時期確實踢過足球，因此母親看到有人在踢球，就想在人群中尋找哥哥的影子吧。曾經聽母親說過，哥哥小時候很怕生，為了幫他融入人群，曾經費了好大的功夫。母親認為學習足球可以展現孩子的性格，所以深深記得哥哥踢足球的事情，這讓我很訝異。在母親的記憶裡，哥哥是日本的國家代表隊——這雖然是個錯誤的記憶，卻讓哥哥很高興。

6. 在第四章說過了，阿茲海默症患者會注意到「自己的失誤」、「自己的行為奇怪」之事。關於對自己的「病識感」（病人對自己所罹患疾病的認識及接受程度），距離確診已有兩年半的此時，母親有什麼感覺呢？即使是現在，母親不僅有「我很清楚自己犯了什麼錯」的自覺，也常笑著說「最近經常忘東忘西的。真討厭」，甚至會在我犯錯時鼓勵我，對我說「錯了也沒有關係」。我不知道母親對於自己是「失智症患者」，到底是知道還是不知道。但我們家人在發出有關「錯了也沒有關係」的信息時，都不會對母親直接表示「因為你有失智症」，因為這就好像確定將「母親」和「失智症」相連。

雖然在醫院明確得知母親的病名時，我們都鬆了一口氣，這是事實；但後來，我們誰也沒有再直接說過母親的病名。儘管母親每天晚上吃藥時會問「這是什麼藥」，我們也不會說「是失智症的藥」，而是說「讓你身體變好的藥」，或「讓人可以記住各種事情的藥」。所以，不能說母親對自己的病識感正在進步，還是退步。只是，隨著認知機能的衰退，母親的病識感從今而後應該也只會越來越消退。然而，既然母親能夠笑著說「最近經常忘東忘西，真討厭」，就可以看出此時的她，仍然能沉著面對自己的狀態。

用手術切除包含了海馬迴的內側顳葉，人會變得無法記住新近發生的事，前面提過一個叫做HM的病患，為了治療癲癇而做了這個手術（請見〈海馬迴與記憶〉章節裡）。

這是值得注意的重要研究。HM在手術後，被要求做一件事，也就是在兩個不同大小的星星空隙中畫出另一個星星（圖6）。HM反覆做了幾次這複雜的動作後，才終於順利完成。但是，每完成一次，他就會忘記自己做過這件事，因此每次被要求操作時，都會說：「這是我第一次畫這個。」但即使如此，他每次都能精準地在兩個星星之間畫出星星圖案。他手部的運動技能確實比以前更進步了。

負責這類身體運動記憶，也就是所謂的非陳述性記憶的部位，是大

圖6 非陳述性記憶的學習，是沒有海馬迴也能做到

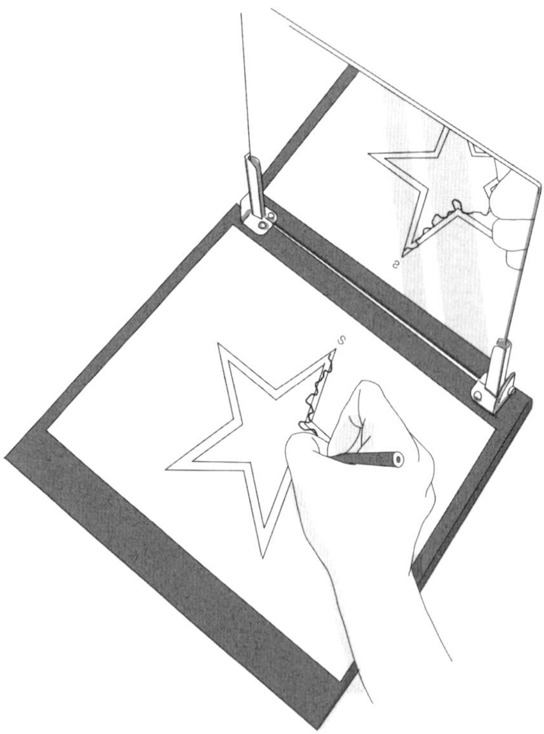

一邊看鏡子，一邊在兩個星星之間再畫出一個星星的例子，可以證實：不使用語言的非陳述性記憶，因為不依賴海馬迴，所以海馬迴即使因為手術而切除或受損，也能學會新的事物。

腦的基底核與小腦，並不依賴海馬迴，所以儘管沒有了海馬迴，也還是可以進行學習。

也就是說，人的海馬迴即使受傷了，還是可以學習新事物。所以，人即使忘記了語言這麼重要的東西，還是可以依靠身體來學習。

母親的朋友偶爾會邀請她一起外出用餐。但她回來時，我問她「開心嗎？」有時她甚至忘記自己和那位朋友見過面。每當發生這種事，我都很震驚，覺得對於好心邀請她的朋友實在很失禮。不過，這或許只是因為她無法用陳述性語言喚起那段記憶吧？但我想，母親的身體應該還是確實記得「那個人對她很好」這件事吧？畢竟從身體的角度來看，她外出了，見到了平時見不到的朋友面孔，進行了不同於日常的對話，吃了美味的食物，獲得了新的體驗。

我曾經去參觀失智症的老人生活的療養院，並且在那裡遇見一位年齡超過八十歲，幾乎已經失去視力，有阿茲海默症的男性。為了和他打招呼，我和他握手。他用力地握了我的手，也用力地抽出手，我感覺他是在用力氣確認我的存在。聽療養院的人說，這位男性已經入住兩年左右，記不住療養院職員們的姓名，有事的時候就以「姐姐」、「哥哥」來呼叫他們，和剛進療養院時不一樣的是，現在的他能安心地讓人接觸身體。雖然眼睛看不見了，又有失智症，但經過兩年左右，他的身體似乎已知道自己的房間在院內哪個位置，也知道廁所在哪裡。

要習慣新的場所不容易。這位男性在剛來到療養院的時候，因為離開家人而情緒不穩定，儘管院方一再對他說明，他也不能理解自己在什麼樣的地方，也經常在夜裡大叫、呼喊家人的名字。但現在，他已經理解這個地方有能夠幫助自己的人，然後靠著身體的觸感，記住幫助他的那些人，因此能夠放心地住在這裡了。

另外，據說要和他說話很不容易，但是當院方舉辦音樂活動，請民謠歌手來演唱時，他會平靜地以手隨著節奏擺動。他的眼睛看不見，也不知道自己這一生中是否還有機會喚醒內在世界，但在音樂響起的時候，他確實把自己投身在音樂中，獲得了安心的時刻。

從這個例子我感覺到，儘管無法使用語言，而是依靠身體累積記憶，也能讓人擁有持續學習的希望。

情感在腦科學中的作用

在這裡我想解釋一下，我們現在從腦科學研究中所理解的情感作用。嚴格來說，情感可以分為兩種類型：一種是身體的反應（稱為「情緒」），另一種是對這些反應的感受，也就是有意識去感覺到情緒。

總之，身體的反應也是情感的一部分。

例如，在我們意識到「恐懼」這種「情緒」之前，會先出現「手心出汗」這種「身體反應」。而我們對某個人有「喜歡」的感覺前，身體會先自動去靠近那個人；反之，對誰感覺到「討厭」，身體也會先反射性地遠離那個人。因此可以說，情感是以身體的反應為基礎，而後才會察覺到是「喜歡」或「討厭」的感覺。

至於在前一章，我表達了對於「身體透過累積經驗進行學習」滿懷希望……所指的就是對「身體記憶」（而非「語言記憶」）抱有樂觀的期望，而這實際上也是對情感的希望。

人們常說「失智症者儘管失去理性，但情感依然保留」。在通常的情況下，比起掌管「思考」這種高層次認知功能的大腦皮質，腦中負責呼吸機能等維持生命、較為原始的部位（也是較接近身體的區域），具有更強大的能力去對抗萎縮，也更容易存活到最後。

被稱為「爬蟲類的腦」的腦幹部位，是大腦最原始的部分，掌管生命維持的基本功能。而位於腦幹與對事物有高階認知能力的「人類之腦」（也就是大腦皮質）之間的，是掌管情感、情緒反應的大腦邊緣系統，即為「哺乳類之腦」（圖7）。

圖7 腦的進化

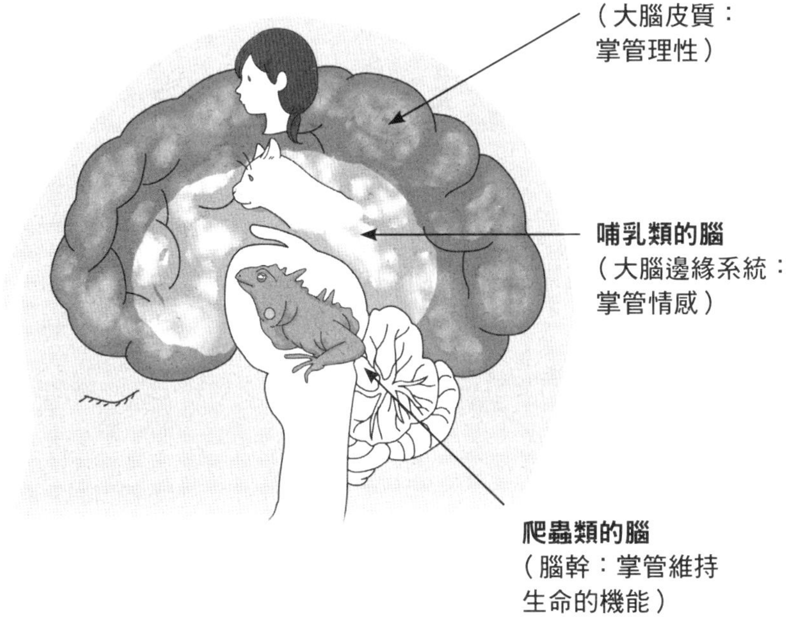
人類的腦
（大腦皮質：
掌管理性）
哺乳類的腦
（大腦邊緣系統：
掌管情感）
爬蟲類的腦
（腦幹：掌管維持
生命的機能）

如果一個人失去對事物邏輯性的理解能力與理性，只依情感與身體的本能行動，難道就和動物一樣嗎？患有失智症的人，直到生命的最後，都會用剩餘的所有能力去處理自己的問題。雖然他們只憑情感與本能去面對，但難道就能說他們不具有人性特質了嗎？有人認為他們或許還是有的。

我們對身體與情感，到底還能抱持什麼希望呢？現在就來好好思考吧！

情緒記憶容易被留下

有天早上，我醒來後走到客廳，注意到母親好像被父親責備了。當時父親已經離開客廳，但母親仍然憤憤地說：「我再也不跟你爸爸說話了！他太自私了！」

「怎麼了？爸爸說了什麼嗎？」我問。但母親回答：「沒什麼。」

我想知道父親為什麼生氣，也想平復母親憤怒的情緒。「說嘛，我都會聽的。到底是什麼事？」我固執地想問個明白，但母親只說：「沒什麼啦。反正就是不要和他說話了。」母親相當堅持。

為了要說明事情的原由，必須追溯事情發生過程的時間序。但母親或許已經不具備那樣的邏輯能力了，而且她可能已經忘記和父親發生了什麼不愉快的事。也就是說，母親或許不是有意對我「隱瞞」原因，而是她「說不出來了」。但母親仍然一直說：「那個人太過分了，絕對不跟他說話！」

關於阿茲海默症患者，經常有人這麼說：「即使會忘記當時發生的事，卻還會記著當時的情緒。所以，絕對不要以『反正會忘記』的態度，來對待失智症患者。」事實上，這個時候的母親雖然忘記與父親吵架的內容了，但吵架當時憤怒的情緒卻持續下來。接著，我想更詳細地說明「殘留情緒」是什麼意思。

沒有失智症的人，有時也會出現「殘留情緒」的狀況，這樣的經驗尤其容易發生在喝酒過量的時候。

相信很多人有過這樣的經驗（我就有很多）：在喝酒的場合裡，一旦喝過頭，平常不會說出口的話，卻不假思索地說出來。因為酒精的作用，腦的司令塔——額葉的機能失控，任由情緒亂流，於是說了平常不會說的話。甚至在酒醉第二天早上醒來後，雖然很努力回想自己說過的話，但因為酒喝得太多了，海馬迴受到酒精的影響，失去正常的運作，無法將發生的事情固定下來，也不能正確地追溯時間的順序。但那種「不舒服」的感覺卻揮之不去，只能抱著自己的頭，內心狂喊「哇！一定說了什麼奇怪的話了」。這就是所謂「忘記了事發詳情，卻留下情緒」的狀態。

其實也不全是酒精的關係。以蘋果電腦的創始人賈伯斯為例，他在聽取下屬創意報告的翌日，會很興奮地發表演說：「我想到了一個有趣的點子！」好像那個創意原本就是他自己想到的一樣。這是因為給予自己「驚訝」強烈情感創意的核心部分，比起「什麼時候」、「在哪裡」、

「是誰」等創意來源的內容更為重要的關係。正因為只留下核心部分的記憶，感覺好像是自己所想的一樣，第二天才會以為是自己的創意。這樣說好像很奇怪，但我們不是經常忘記「是誰教我的」這類事情，而只記得對自己有重大意義的訊息內容嗎？

正因為大腦是有限的，所以無用的記憶會被排除，只要記住核心的部分就足夠了。在這種情況下，有些細節的部分便會或多或少地被遺忘了。

腦子裡面負責固定語言記憶的「海馬迴」旁邊，就是負責情緒記憶的「杏仁核」。（圖8）

在遇到什麼可怕的或不愉快的事情時，要清楚記憶當時的情景，避免下次發生同樣的狀況——這對生存而言，是非常重要的事。

同樣的，遇到幸福、開心的事情時，為了下次可以再有那樣美好的情緒，也要仔細分析當時的情況，並且記憶下來——這當然也是非常重要的事。

所以，不論是發生了愉快的事、或不愉快的事，我們的情緒系統都會開始運轉。當感覺到「這件事情很重要」的強烈情緒傳遞到海馬迴後，這件事就會比平常事件更穩固地停留在我們的記憶裡。

而此處的重點是：當某件事情發生時，情緒系統會最先有反應。所以我們可以用情緒做為線索去分析事物，進行對事物的瞭解。

例如遇到某個東西，是要逃避呢？還是要接近？就是由情緒系統來決定的。看到路邊有像蛇的東西——但那是蛇嗎？還是一條細繩？在看清楚前就先有的恐懼情緒——也就是嚇了一跳，想逃到安全場所的反應——是純粹來自身體的反應。

與其在弄清楚是蛇還是繩子之前靜止不動，還不如先有所行動，就算事後發現原來是繩子，也至少確保安全。

這就是情緒的作用：在還不清楚發生什麼時，為了安全起見，情緒會讓身體立即做出反應；也因為情緒是關係到生存的重要系統，所以很多生物都具備了這個能力。

從腦部進化來看，大腦皮質是相對較新、較後期發展的組織。它會在事情發生後慢慢進行分析，即使只為了辨別是蛇而不是繩子，也需要花點時間。在大腦皮質中，蛇的外觀由負責視覺的區域處理，而聲音則由負責聽覺的區域處理……每個感覺訊息都處理完畢，最後經過整合，才會形成「這是蛇」的認知。但如果遇到的人一動也不動，等待這個處理過程完成，可能已經被蛇咬了。

大腦皮質是讓情緒、感覺系統快速運轉（例如迅速後退等等身體反應），並且慢速分析後果的部位。它能累積經驗，進行修正，讓下次發生相同情況時能夠採取更好的回應。

總之，大腦皮質是以情緒和感覺等情感為基礎來修正行為。

當情感發揮作用時，海馬迴受到了刺激，就會詳細記憶發生的事情。而且，由於情感是基礎，海馬迴的功能即使因為酒精而暫時變差，情感也不會消失。比起事發過程的細節，情感的本身更容易被記憶下來。

這種現象時常發生在一般人身上，「即使事件的細節遺忘了，但情緒和感覺還是留下來了」，但對於阿茲海默症患者來說，因為海馬迴受損，就更容易發生這種情形。

母親和父親吵完架後，恐怕很快就忘記細節內容，只記得當時「生氣」的情緒。不過，那股怒氣並非一直累積在記憶中，母親就像沒生病一樣，當天就跟父親和好，兩人開心地出門散步了。

阿茲海默症患者雖然很難記住新發生的事件細節，但是會有情緒反應，而且會把當時的感受準確記住。就某種程度來說，這和一般健康的人是一樣的。

控制情緒的杏仁核一旦受損，就無法進行有意識的判斷

先說「情緒」等於「身體的立即反應」這一點。

阿茲海默症確實會讓人在記憶新事物發生問題，但不會影響患者對新事物產生情緒（情感）上的反應。

以看到蛇的例子來說，即使患者後來忘記看到蛇的事，但遇到的當下，仍會本能地避開蛇，只是心裡會有著莫名的恐懼持續了一段時間。

也就是說，阿茲海默症患者的情感機能是存在的。

除了人類，動物也有這樣的機能，因此或許可以說是「低等」機能。但是，如果我說情感的機能正是人類道德與理性的源頭，你會因此感到震驚嗎？

讓我慢慢跟你解釋。

首先要說的是，杏仁核這個掌管情緒、情感的系統，如果因事故或疾病受損，人的身體反應就會變得遲鈍。即使看到像蛇這樣可能威脅生命的東西，也不會有驚嚇反應、或手心冒汗的狀況。因此，可能誤以為是安全的物體，甚至伸手去觸碰。

但這樣的反應，不僅會讓身體辨識不出像蛇這種危險之物，對精神上也有重大的影響，比如，面對高風險的賭博——杏仁核受損的人，對這種風險也不會感到不安或害怕，結果就會毫不畏縮地去嘗試。

杏仁核異常時，因為身體不會對危險產生反應，當然就無法像正常人一樣做出「停止危險行為」的理性判斷。

另外，靠近杏仁核、屬於大腦皮質部位的「眼窩額葉皮質」（圖8）受損的人，看到蜘蛛或命案現場等令人毛骨悚然的照片時，身體不會有任何退縮的反應，反而會用手去觸碰。

但很奇怪，他們有時竟然說：「這張照片很噁心。」這是因為眼窩額葉皮質的損傷，不會影響語言記憶，他們才會有「這種照片被認為噁心」的語言反應。也就是說，他們似乎有情緒反應，但其實僅止於語言上，而身體並沒有像看到噁心東西的反應。

這樣的患者會做出什麼事呢？我們所知道的就是，他們會對照顧自己的看護說出失禮的話，或不得體的笑話。當他們望著看護者的臉時，沒有感覺到「不要這樣說比較好」，不知不覺就說出不得體的語言。

而像極為簡單的決定，他們也無法給出答案：比如下次回診時間，

圖8 杏仁核與眼窩額葉皮質的機能

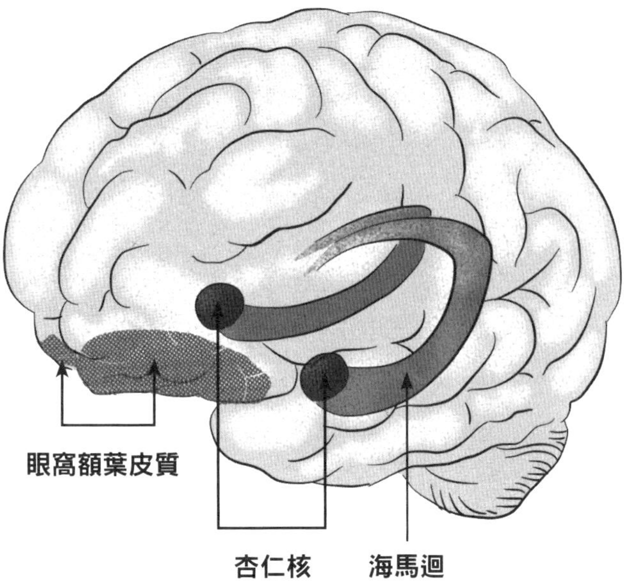

杏仁核是大腦皮質的一部分，是管理情感的中樞，位於海馬迴的旁邊。杏仁核損傷的話，身體反應會變得遲鈍，這會影響理性的判斷。

大腦皮質的「眼窩額葉皮質」與杏仁核有很強的關聯，這個部位受損的話，身體的反應就會變得困難，以至於影響決定的能力。

當被問到：「這天可以嗎？」他們能夠說出種種方便或不方便的理由，但就是無法決定到底哪一天可以。

如果試著對他們進行認知檢測，不管是知覺方面還是記憶力、語言能力、運動能力等等，都沒有問題。也就是說，他們能看能聽、能說能走，記得以前發生過的事，並能學習新事物，所以和別人進行日常溝通都沒問題，但就是對於「那麼，什麼時候可以？」這樣的問題難以做決定。

我們可以說，所謂的「智能」是「正常」的，並且能說出各種道理、理由的能力，與決定事物的能力是不同的。如果情感機制出現問題時，就無法決定今天該做什麼、現在該做什麼，無法確定優先順序，以至於無法進行決定。

從這樣腦損傷者的例子，可以很明顯瞭解到，情感機制讓人類擁有價值判斷的能力。

理性來自情感

「用身體感受到的經驗或情感」是人類道德的根源，這可以從接著要談的案例看出來。

被父母虐待的幼童，為了保護自己，常常試圖將「受虐的自己」與「真正的自己」分離，讓身體感覺不到任何事物。

在YouTube上，有段影片記錄了一名女童被父母性虐待後得到救助，也接受了心理諮詢的協助。雖然她已被安置在養父母家裡，確保了安全，但每到晚上她都會表現出強烈的暴力傾向，例如意圖用刀刺殺比自己年幼的弟弟。這個女童說：「我會在夜裡偷偷溜出房間去殺弟弟。」但從她臉上看不到任何恐懼或猶豫的反應。如果她的身體無法在「殺弟弟」行為中有任何感受，她就會毫不考慮地去付諸行動，並且無法理解這為何有錯。

用身體感受許多事物，並發展情感，對於理性和道德的發展至關重要。值得一提的是，這名女童在後續的諮詢和愛的關懷下，成為一名出色的女性。其實，情感和道德，都是可以培養的。

我們正因為能適時地感受到恐懼，才得以減少遭遇痛苦的機會；正是因為不安或那些難以言喻的微妙情感起了作用，我們才能對自己設限，並做出理性的行為。

長期以來，我們聽到的說法是：「不要情緒化」、「只有通過理性分析，才能知道什麼是絕對的好或壞，才能做出適當的行動」……對此，我也曾經深信不疑。然而，近幾十年的腦科學研究表明，這些觀點並不完全正確。現在，腦科學的普遍認知反而是「沒有情感，就無法理性地行動」。

事實上，只依靠理性，人生中有許多事無法決定好壞，因此我們需要依賴情感來行動。

是什麼讓「蘇菲的選擇」成為可能

一九八二年上映的一部電影《蘇菲的選擇》，裡面有一場戲由女主角蘇菲（梅莉·史翠普飾演）進行某個選擇。這場戲涉及情感作用，非常具有啟發性。

劇中，蘇菲被納粹德國送到集中營，她帶著兩個幼子排在長長的隊伍裡。漂亮的蘇菲特別引人矚目，一名德國軍官逼近她，問道：「你很漂亮。你也是骯髒的共產主義者嗎？」他的意思是，如果蘇菲否認，就能當他的女人而獲得拯救。蘇菲懇切地告訴德國軍官，自己不是共產主義者，而是虔誠的基督徒，兩個孩子也是。結果這名軍官對蘇菲提出了惡魔般的交易，他說：「那麼我可以救你，基督也說過『讓孩子們到我身邊來』。從兩個孩子中選一個吧。只能有一個孩子跟你走。因為你是基督徒，所以我特別賦予你選擇的權利。」

如果她不做選擇，兩個孩子都會被殺死。但是做父母的，要如何在兩個孩子中做出選擇?一個可以活,另一個就必須死。蘇菲一直說她沒有辦法做選擇。於是軍官叫來士兵,要帶走兩個孩子——蘇菲終於喊道:

「把女孩帶走!」

女孩立刻被士兵帶走了,而蘇菲也成為軍官的女人,在戰爭中活了下來。但是她無法忘記自己為了保護男孩而做的「選擇」,在戰爭結束後自殺了。

蘇菲應該怎麼做呢?在這種情況下,無法定義什麼是正確的選擇。你可以說「讓母親選擇其中一個孩子太殘酷了」,也可以說「不做選擇更殘酷」。理性無法給出正確的答案。最後,蘇菲選擇了男孩,可能是因為她更喜歡男孩,或是她認為男孩比女孩健康,有更大的生存機會。但也有可能,連她自己都不清楚為什麼做出這個選擇。無論如何,正是因為存在一種無法向他人解釋的「情感」,在這個無解的情境中,蘇菲才能做出決定,至於這個決定最終是否正確,只有留待時間去證明。

在一般人的一生中,或許不會有這種須要做終極選擇的時刻。但在人生裡，卻有很多事無法用理性做選擇。例如：應該選哪一所學校？應該選哪個對象交往？而這些問題只有在做出選擇、走過後才能知道是不是正確的。儘管我們可以用各種條件來比較，但最後還是只能依賴「情感」來做出選擇。

「情感」這個機制，能讓我們在無法運用理性去確定、選擇的情況下有所行動，並幫助我們做出決定。

認知失調

我們所認為的「理性」，其實是從「情感」中產生的。

有個著名的伊索寓言叫「酸葡萄」。故事中，狐狸看見樹上高處掛著一串葡萄，覺得看起來很美味，無論如何都想吃到它。於是牠跳了幾次，甚至想要爬上樹，但嘗試了各種辦法，卻始終無法得到葡萄。當牠決定放棄時，便說：「哼！那葡萄一定很酸，不好吃！」

原本狐狸深信葡萄一定很美味，為此付出了很多努力，但當牠無法取得時，便開始相信與之前完全相反的事：「葡萄一定不好吃。」然而，葡萄本身並沒有任何改變，只是狐狸的想法發生了變化。

覺得葡萄「看起來美味」這件事，與「無法吃到」的現實產生了矛盾。葡萄看起來美味卻吃不到，這讓狐狸感到痛苦。這種不舒服的感受，在腦科學中稱為「認知失調」。為了解決認知失調，狐狸的腦子會試圖讓牠相信那些葡萄「酸得難以下嚥，即使吃不到也沒關係」。

我們經常像狐狸一樣，輕易地把自己的信念從「看起來美味」轉變成「看起來不好吃」，並不知道自己做了這樣的改變。

例如，我們可能認為某個人「一切都很完美」，但是當無法得到對方的青睞時，就會開始覺得：「哼，那個人不過如此！」事實上，這個人並沒有改變，只是因為我們被拒絕了，感到不舒服，於是開始相信「那個人其實沒那麼好」。在這個過程中，我們會為了證明自己的想法是正確的，便積極尋找那個人「沒那麼好」的理由，並且能找到一些符合的證據。

也就是說，我們為了證明自己想法的合理性，會根據自己「討厭這種狀態」的情緒，編造出並非存在於現實的理由。

可以信賴情感的判斷嗎？

至此，我們已經能瞭解面對事物時，情感的處理是更快速的，情感更是我們理性的基礎，讓我們能對種種事情做出判斷，而所謂的合理性，也是藉著情感創造出來的。

但是一定會有人疑惑，這樣依賴情感的判斷，真的好嗎？

以下的數據能讓我們知道，情感的判斷是可以信賴的。

這是一個關於人類印象形成的實驗。研究人員讓受試者觀看各種不同的臉孔，並讓他們判斷這些人是否具有吸引力、是否喜歡這些人。此外，受試者還需要判斷一些性格上的要素，比如這個人是否值得信賴、是否有能力、是否具攻擊性等。結果顯示，不論是僅僅看了0．1秒的臉部照片，還是看過一段時間後再做出判斷，兩者的結果幾乎沒有差異。

也就是說，只靠0．1秒的情感系統，我們對他人的印象就可以形成了。即使用了更長的時間去仔細看對方的臉，這印象也幾乎不會改變。

此外，還有另一個研究：

以美國的總統選舉為例來說明所謂的選舉吧。選舉時候選人要展現自己過往的經歷與成績，選民在充分聽取候選人的政見與主張，和他們之間對議題的辯論，然後投票選出當選者。不過，很明顯的，選總統並不是靠花費龐大的選舉經費，宣傳候選人是否擁有所須要的「能力」，才得以當選的。

事實上，有很多人並不知道候選人擁有什麼能力，他們只是看了候選人的照片後，憑直覺做出選擇，這樣選出來的結果，與經過一番火熱的實際選戰後的結果，竟然是相同的——這裡要說的是，接受實驗的人其實是一群孩子。

瑞士的研究人員安東那奇斯（John Antonakis）等人，以瑞士五歲到十三歲的孩子為實驗對象，讓他們推測法國議會選舉的結果。實驗是這樣的：讓孩子們玩乘船旅行的電腦模擬遊戲，選擇自己想要的船長，而船長的人選是法國議會選舉中票數最高的前兩名。孩子們只是看了兩位候選人的照片。結果，大多數都選了得票最高的那一位做為船長。

我們成人在接收大量訊息後，經過多次理性分析和檢討做出判斷，結果卻與毫不知情的孩子的判斷相同。

對於這樣的結果，可以說「我們的理性也就僅此而已」。但反過來看，也可以說「我們的情感判斷是如此優秀」。

情感判斷是自地球上出現生命以來，生物透過代代累積經驗，進化出來的反應機制，決定了在何種情境下做出何種反應才能夠生存。它所扮演的角色，遠比我們想像的還更重要。

無意識的「看」，是「盲視」

在第三章中提到，後頂葉皮質受損的患者因為無法察覺空間的一側，而出現了「半側空間忽視」的症狀。這樣的案例也說明了情感是可以信賴的。

對於無法認知左側的半側空間忽視患者，當他們看到如【圖9】所示的畫面時，無法注意到下方房子的左側正在發生火災。有位患者在被問到「你想住在上面的房子還是下面的房子」時，回答說：「這不是同一棟房子嗎？」然而，當被強迫選擇「無論如何還是選一棟你想住的房子吧」，患者雖然堅持兩棟房子完全相同，但在十七次選擇中，有十四次選擇了沒有發生火災的上方房子。

這是一種稱為「盲視」的現象，意指即使患者在主觀意識中無法看到，無意識中仍能有所感知。即便處理視覺訊息的腦部回路（逐步解析視

圖9 盲視——情感系統

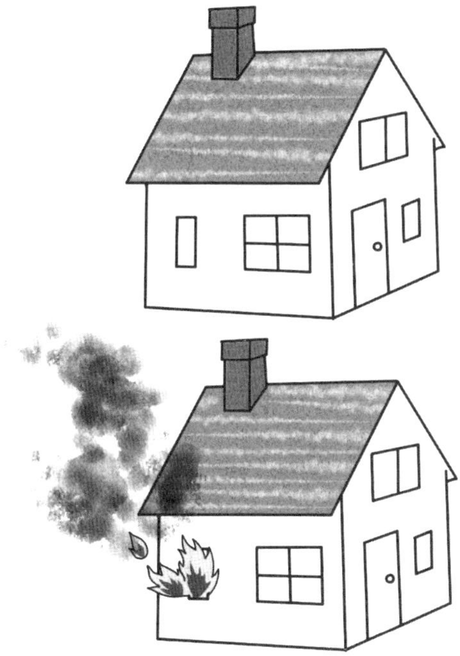

右側後頂葉皮質受損的患者，因左側認知障礙而產生半側空間忽視（見107頁【圖4】），無法察覺到下方圖中的火災。然而，當被問到「您想住在上面的房子還是下面的房子？」時，他們多半會選擇上面的房子。儘管患者眼中兩棟房子看起來一模一樣，但有實驗顯示，在十七次選擇中，有十四次他們選擇了沒有起火的上方房子。

覺訊息，並在後頂葉皮質進行整合理解）無法正常運作，情感系統仍能繞過大腦皮質，感知到火災並做出避險反應。

生物藉由情感系統累積的「身體記憶」，在這種情況下是可以依賴的。

阿茲海默症患者能自己判斷是否做胃造口手術嗎？

關於阿茲海默型失智者的情感系統問題，大井玄先生在他的著作《失智的康德有「理性」嗎？》一書中，提到了以下的問題。

阿茲海默症患者因為不能適度的理解事物，因此判斷力變得不足以被信賴。這樣的病人在病情進展的過程中，當變得無法自己吃喝食物時，是否可以做胃造口呢？這件事可以不問病人的意思，由他人代為決定嗎？還有，如果他本人能夠表明意見，那可以信賴嗎？

阿茲海默症在病情加重後，吞嚥肌肉會衰退，容易引發吸入性肺炎，並有較高的死亡風險。胃造口術是一種經由內視鏡在腹部打孔，直達胃部，通過這個孔注入營養的方法。進行胃造口手術後，吸入性肺炎的發生率可能會降低，並且能夠確保攝取足夠的營養，因此壽命可能會延長。

不過，也有報告指出，阿茲海默症患者即使做了胃造口手術，體力也難以恢復到可以完全靠自己進食的程度，單就提高患者本人的生活品質而言，幾乎是沒有效果的。只是為了延長壽命而進行胃造口手術，有些人心理上或許會產生抗拒。

像這樣優缺點並存的醫療方式，因為沒有正確答案，也難以由他人代為決定，本人的意願就變得格外重要。所以，到底要如何看待因為海馬迴與大腦皮質萎縮，而理解力、邏輯判斷力下降的阿茲海默症患者的想法呢？

大井先生認為，阿茲海默症患者在所謂本能性的「喜歡」、「不要」之下做出的判斷，是可以信賴的，他也提出例證：

關於「是否願意接受必要時的胃造口手術」這個問題，沒有失智和有失智的高齡者，給出的回應是沒有差別的；無論有沒有失智，有八成的老人都回答「不要」。儘管失智症患者對事物的理解力下降了，但他們所做的判斷也和健康的人相同。

大井先生還表示：失智症的高齡患者確實很難在意見上有一致的堅持，經常出現當下就改變自己原先判斷的情況，不過，在面對自己本身問題的判斷上，卻會比較堅持，不會輕易改變。

關於是否願意接受胃造口手術的問題，對於最初回答「不願意」的十四位失智症患者，在間隔三到六個月後再次詢問，排除因無法進行語言溝通的四個人之外，絕大多數的八位仍做出與上次相同的「不願意」判斷，另有二人回答「不知道」。也就是說，從整體意願顯示，即使是認知症患者，對於發生在自己身上的事情所做出的判斷，在數個月內仍能保持一致。

因此，無論他們的理解力衰退到何種程度，我們或許仍然應該尊重他們情感性的判斷。

即使得到阿茲海默症，情感反應還是和健康的人相同，而這些反應正是生物在進化過程中歷經長時間的累積，對生存有益的「正確」判斷，因此不容易喪失。

蜜蜂百分之八十的正確率意味著什麼？

動物與孩子也確實擁有情感與本能，然而給人的印象卻似乎只是「喜歡」或「討厭」等單純的反應。

但是，本能是關係到生存的反應，所以不能說本能是沒有個性的東西。

其實，正因為有本能、有感情，所以我們才有個性。

會喜歡什麼？會討厭什麼？遇到什麼樣的事情會有什麼樣的反應？像這一類事情，都在我們生下來的瞬間就因人而異了。

重視什麼，不重視什麼，我們生下來就各具「特質」，而這個特質隨著每個人不同的生長經驗，會逐漸發展得更與眾不同。

蜜蜂的研究顯示了以下的事情。讓蜜蜂在迷宮盒子裡學習，尋找哪一條路轉彎後可以尋找到食物。經過多次的嘗試，蜜蜂終於知道食物的位置（也就是說學習完畢了）。但在一百次的實驗中，蜜蜂仍然有二十次走錯路。

總之，蜜蜂的答對率是百分之八十，這樣的成績遠遠優於百分之五十（一半對一半錯），所以可以說蜜蜂對於食物在哪裡有正確的理解。可是，既然有正確的理解，卻還是在五次的尋找食物過程中，有一次走錯了路。

這是為什麼？

其實，在自然環境中，某一次在這個地方找到食物，下一次卻未必能在相同的地方找到食物。例如來了一場暴風雨，破壞了原本的環境，那麼這個地方或許就沒有食物了。雖然是正確的途徑，但就算和平常一樣去了相同的地方，或許也找不到食物。所以，這被認為是留下錯誤可能性的行為。

偏離正確途徑，是生物為了存活下去的大事。這是很有趣的事。

雖說是依本能行事，但並不表示即使是在相同的狀況下，每次的行動都是一樣的，而且也不是每個人的行動都會一樣。正因為某個人與別人採取了不一樣的行動，所以才能在某個時候避免全軍覆沒的情形。

情感也是一種智能的表現

一直以來，我們對「智能」的想法或許有些狹隘。

我們總認為擅長國語、數理、社會、英語等紙筆測驗的人，就是「頭腦好」。也就是說，我們認為能夠理解事物間的關聯、發現規律並記住它們的能力，就是擁有良好的「智能」。而這能力主要由大腦皮質網路負責（後頂葉皮質即為此網路的重要核心之一）。

但是美國發展心理學家霍華德・加德納（Howard Earl Gardner）在一九八三年提出了「多元智能理論」，認為屬於「智能」的東西，除了語文智能、數學邏輯智能，至少還有六種能力可以被稱為「智能」，包括音樂智能、肢體動覺智能、空間智能、人際智能、內省智能和自然觀察智能。

喜歡音樂，具有音樂智能的人，能成為音樂家；有肢體動覺智能的人，可以成為舞者或運動選手；有空間智能的人可以成為飛行員或畫家；有人際智能的人可以從事營業的工作或當教師、政治人物；有內省智能的人因為能夠詳細分析自己的內心，所以也擅長分析他人的內心，能夠成為諮詢師或宗教家；有自然觀察智能的人，擅長對自然界中的動植物、礦物等等進行分類，喜歡追蹤在自然界中的生物，是成為生物學者或環保人士的人選。

換句話說，加德納認為人類在世界上活躍的手段有很多種，而「智能」並不是只由ＩＱ（智商）或某些偏差指標來決定的東西。

重要的是，在這個「多元智能理論」中，人際智能（能夠充分理解他人的情緒，幫助他人執行的能力）就被認為是一種關係到「情感」的智能。在加德納之後，出現了針對ＩＱ的用語ＥＱ（情感智能指數，也就是「情商」），這是承認情感也是一種智能的表現。

二〇一二年，有個研究證實了「情感是一種與人生成功密切相關的能力」。這研究探討了當人們組成團隊工作時，哪些因素能提升團隊的表現，以及提高團隊成績所需的條件。

結果顯示，團隊中擁有非常高ＩＱ的人並不是必要的，而成員平均ＩＱ的高低也不是決定成功的關鍵。最重要的，是成員之間對彼此情感的敏感度以及相互關心的能力。例如，女性的同理心會比男性強，因此，團隊中女性比例越高，團隊的表現越好。情感的敏感度被認為是推動團隊成功相當重要的能力。

而今，情感被認為是一種智能的表現，也就是理解自己和他人的情感、並能夠有效控制情感，是一種很重要的能力。甚至在未來，這種看法也會得到越來越廣泛的認同。

這是為什麼？就以人工智慧已能擊敗世界圍棋冠軍為例，可以證實人類的邏輯思考能力已被超越了。我們也不得不重新思考，人類還擁有什麼優勢？或許可以說，「情感」的領域正是人類還不能被取代的能力，因此，我們更需要重新審視，能如何發展情感系統的作用。

然而，這個世界也正朝著高齡化前進。如第二章曾提到的：讓人得到阿茲海默症的首要危險因子，就是年齡；年齡越大，罹患的機率就越高。也就是說，進入高齡化社會後，得到阿茲海默症的人口比率就越高——這意味著，沒有人能夠倖免於這種病的威脅。

正如美國神經科學家莉莎．潔諾娃（譯註：Lisa Genova，她以二〇〇七年自費出版的處女作《我想念我自己》（Still Alice）成為暢銷書作家。此書內容敘述一位患有早發性阿茲海默症的哈佛大學教授的故事。）在二〇一七的TED演說中指出：如果我們都能活到八十五歲，那麼同年齡的兩個人之中，將有一個人是阿茲海默症的患者，而另一個人是照顧者。

阿茲海默症的患者到了最後都還有「情感」的能力，我們必須正視這件事的意義。

情感能力，就是對應人事物的能力

我多麼希望大家都能明白，失智症患者的身上還存留著「情感」，他們的情感所發揮的作用，比我們能想像的更大。

我是腦科學研究員，一直在做情感方面的研究。

我一直在思考以下這些問題：

我們以為情感這種東西是我們能夠理解的，但是，事實確實是這樣嗎？

大家都認為，情感就是喜怒哀樂等情緒的展現，而且和動物一樣，成年後就不再繼續發展。其實，這樣的想法是錯誤的。當我們的年齡越大，在大腦皮質的發展下，我們變得更能分辨細微事情，更能感覺到的事情變多，情感認知的種類也變得更加細微了，不是嗎？

我們不管到了幾歲，都會有「第一次經歷這樣事情」的感覺，發現自己擁有了新的感受，不是嗎？

這樣的情感體驗，對生物來說，難道不是具有重大的意義嗎？

例如，和某個人在一起的時候，就只會感覺到和這個人在一起時的情感。和A在一起的時候，與和B在一起時的感覺是不一樣的，就算想試著說出哪裡不一樣，也很難說得清楚。喜怒哀樂的情緒是很難分得清楚的。我們遇過的每個人，也都會喚起不同的情感，例如在遇到前所未見的C，就會對C產生以前從未有過的情感。

人生的體驗也一樣。看起來我們好像一直在反覆做著相同的事情，但其實每件事情給我們的感覺都會有所不同。就像「快樂的暑假」，二〇一六年與二〇一七年的暑假，雖然一樣都很快樂，但快樂的感受和細節一定是不一樣的。

想到這裡，我那得了阿茲海默症的母親，現在也有著和以前不一樣的人生體驗，可以說，她正處於人生中的重要時期，不是嗎？

是否正是這種直到最後都持續存在的豐富情感，在我們生命中發揮著決定性的作用呢？

事實證明，豐富的情感對我們的人生是有幫助的。

就如同人們常說，**越是能夠感覺到多種情感的人，就越容易從挫折中重新站起來**——這就是很好的證明。

曾經有一項調查，是針對伴侶得到愛滋病的人：當伴侶只能在被照顧的情況下活著，另一個人會有什麼樣的心情？不得已處於那種絕望情境下的人，真的只能接受絕望了嗎？還是，他們無論如何也會想辦法度過那樣的困境？

根據這項調查研究，有百分之九十九以上的人，會照顧患病的伴侶直到生命盡頭，這表示：**即使狀況令人感到絕望，人在絕望中還是可以擁有開朗的情感**。

例如有人會藉著「事情變成這樣，一定存在著某種意義」的狀況進行分析，找出了正面的觀點，得到「情感的肯定」，還有人會因為「幫他換了床單，看他很舒服躺著的樣子，我的心情也變好了」，這是面對無法改善伴侶的病情時，因為找到自己能做的事而感到開心。另外也有人表達：「離開醫院回家時，一打開門，便看到了夕陽，好美的夕陽」、「朋友帶我去轉換心情了」……有這類心情表達的人，他們在情緒灰暗的時候，因為意料之外的陽光，或朋友的幫助而「感動」。

雖說是在困境之中，情感也不見得都是負面的。

而最重要的是，**在面對絕望的處境時，擁有越多樣情感的人，在伴侶過世之後，越能從絕望中重新站起來。**

而在絕望的情況下所萌生的正向情感，哪怕只是一點點，最終都會成為支撐自己的力量。對於一件事能夠感受到多少種情感，這正是我們在這個世界生存的一種智慧。

對一件事情有很多情緒，是正常的

某一天，母親的朋友約她去聽音樂會。回來後，我問她對音樂會的感想。母親當時回答「不怎麼好」。但是，大約兩個小時後的晚餐中，音樂會的事情再度成為我們的話題，這時母親的回答卻是「很棒的音樂會」。兩次的回答截然不同。

我早就知道不能要求母親的言語有整合性與邏輯性了。不過，之後我慢慢有了以下的想法。

雖說是問音樂會的感想，但音樂會的時間約持續了一個半小時左右，期間一定有覺得好聽的時候，也有覺得不怎麼樣的時候。隨著我們關注的焦點，事情會出現各種變化，我們說的話也會因為心情變化而有不同。

人有很多種情緒。在因為生病而腦子變得脆弱的人身上，更容易看到這一點。而我，正經由母親身上，學著瞭解這一點。

如果被這樣問，就這樣回答，被那樣問就那樣回答——按常理來說，大家都認為應該是這樣的。但事實上，如果一件事只有一種回答，是不符合邏輯的。我看著母親，想著：一個活生生的人是不應該被這些常規、道理束縛的。

我們總認為遇到悲傷的事情，就應該覺得悲傷，此時若出現其他的情緒，就會覺得自己好像做錯事了，於是壓抑自己，使其他的情緒不會顯露出來。**其實，一件事情不會只帶來一種情緒，如果面對一件事情能夠湧現出多種情緒，才是更好的。**

我本身目前還處於和母親爭奪家中「地盤」的攻防戰中，母親的狀態讓我惶惶不可終日，有時甚至會感到焦躁憤怒。但是，確實也會有感到幸福的時刻。

例如我工作結束，買了晚餐要吃的東西，手上掛著大包小包的食物一回到家，媽媽會對我說：「小絢，你買太多了。自己的錢要好好地存起來才行。記得跟爸爸、媽媽報帳喔。」但我認為，自己已經超過三十歲了，母親不僅讓我住在家裡，還這麼照顧我。

還有，我要出門工作時，母親會在門口對我說：「路上小心哦。」在我說了「再見」關上門後，我也不會馬上聽到鎖門的聲音，等我走開了一會兒後，才會傳出「喀嚓」的上鎖聲。這讓我感受到一種溫柔，覺得自己不是一出門就馬上被拒於門外。

不管是廚房裡的任務分配，還是換洗衣物不見了的事，雖然都讓我感到頭痛不已，但那些事都是母親想要親自動手、保有自尊的證明。我這樣一想，便覺得釋然了。

還有，一吃到好吃的東西，母親就會問我：「小絢也吃了嗎？」母親不會獨佔好東西，並且知道要和別人分享。她對身邊的人還是有著滿滿的愛。

和母親在一起的時候，有令人生氣的事，也有讓人開心的事，還讓我學習到許多事情。

陪伴著失智症患者的生活經驗，完全不是原先想像中那麼可怕的事情。而且，理解力退化的母親現在所剩下的，不就是她人生中所珍惜的東西嗎？我覺得自己正在重新認識母親。

把失智症者的一切都視為「變得無能了」，而忽略其他的問題，這是最糟糕的——盡量去觀察他們生活中的每個小細節，是非常重要的事。

豐富的情感會刺激大腦皮質

我母親與以前相比，坐在沙發上一動不動的次數變少了，但她主動外出的次數也更少了。

從對於孩童的研究顯示，當沒有父母陪伴，或其他能夠給予保護的替代者在一旁時，孩子無法探索陌生的環境。即使新玩具擺在面前，如果父母（或代替父母的保護者）不在身邊，孩子就無法對新事物產生興趣，只會哭泣，尋求父母的陪伴。而當父母在旁邊，並且讓孩子感到「就算失敗也能回到他們身邊，得到擁抱與保護」，心理安全感得以確保，孩子便能夠把精力投向外面的新世界，挑戰新事物。反之，如果缺乏安全感，孩子就會把全部精力用來尋求保護。

這一點在成人身上也同樣適用。雖然對於成人來說，不一定需要「父母」，但為了面對外界，並在失敗後重新站起來，持續向外冒險，他們仍然需要心靈上的安全感。因此，要讓母親主動「想要做點什麼」，就需要有個人在她身旁守護。

再回來提到對孩童的研究：對孩子來說，挑戰新事物對於情感和理性的發展相當重要。

孩子在遇到新事物時，情感最為波動，因為不得不在同時間做出應對，而這樣的急迫時刻，同時也要求孩子反思自己的反應，思考接下來該怎麼做。因此，與新事物的相遇，不僅僅激發當下的情感，還促使大腦皮質進行更詳細的分析和反思，思考「應該怎麼做，才會更好」。

此外，面對前所未有的經歷，會讓人感受到一時無法用言語表達的各種情感。在那一刻，可能覺得「這是什麼？」並感到一種強烈的困惑，但為了試著去理解，將這會引發長時間的反覆思索。也就是說，與新的事物接觸之時，大腦皮質會竭盡所能地提出解釋，讓人瞭解自己正在經歷什麼。

因此，情感的刺激不僅會促進情感系統的發展，也會讓大腦皮質越來越發達。

我們常聽說要多給大腦刺激，這裡的「刺激」並不是指讓眼睛受到刺眼的強光，或者讓人大發脾氣以引發強烈的情緒反應。**最好的「刺激方式」，就是在保持安全性的前提下，經歷新的事物、未曾瞭解過的事物。這種方式最後必然能讓人體驗新的情感，並促使大腦皮質試圖對這些經驗進行解釋而有所發展。**

這種刺激不僅適用於孩子，對於阿茲海默症患者也是如此。周圍的人給予溫暖的守護，讓他們能夠挑戰新的事物，安全地體驗完全陌生的事情，嘗試接觸從未做過的事情。如果他們看到從未見過的事物，並感受到從未體驗過的情感，仍具功能的大腦皮質會拚命地嘗試分析這些經驗——這方式能延緩病情惡化嗎？雖然尚未得到驗證，但我認為是極有可能的。

情感塑造一個人的「特質」

一個人從小到大發展出來對事物的理解力、判斷力和記憶力等等能力，會因為阿茲海默症而下降。在成長的過程中，那些能力也是因為經驗的累積得以發展，讓我們找到維持生活的工作，並且能夠積極地幫助他人。

母親年輕的時候幾乎沒有空閒好好坐下來休息，她總是「為了別人」而忙得團團轉。但是，在她得了阿茲海默症之後，她就是想「為他人」做事，也想不起來自己能做什麼，變得不能計畫想要做的事情。我也越來越難從她身上看到母親的「特質」。

一開始，因為「媽媽已經不是原來的媽媽了」讓我感到十分沮喪，但現在的我，感覺有點不一樣了。

只是「做事有效率」、「有邏輯思考」、「能為他人把事情做好」等等能力，並不是構成「母親特質」的要素。事實上，母親「想為他人盡力」的情感，現在還是沒變。這是我們必須注意到的。

阿茲海默症患者還是有情感的。當我們能夠正確地把事物傳達，他們就能做出和以前一樣的情感反應。那種時候，我也確實地感覺到「母親在這裡」。

母親對我們滿滿的愛和以前一樣，一點也沒有變。我們的「個人特質」，除了有認知功能所塑造的，也有由情感功能發展而成的。

情感既是一種與生俱來的特質，也像認知功能一樣，是在生活經驗中發展起來的能力，甚至至今仍在持續發展。

阿茲海默症患者能夠透過身體，繼續學習新的事物。他們的經驗雖然無法被有意識地喚醒，但仍然積存在身體裡。還有，雖然得了這樣的病，他們還是能感受到「人生第一次體驗到的悲傷」。就我家而言，雖然母親的病讓我們悲傷，但我們家人之間卻有了以前沒有的凝聚力，而母親應該也有「第一次感受到這種喜悅」的心情。例如能和父親一起去散步這件事。這樣的「第一次」會一直持續到最後。

當一個人變得無法做到一些事情時，會如何利用做為生物所擁有相當重要的「情感系統」來生存下去呢？我想，我會繼續見證這個過程。而我的母親，永遠都是我的母親。

【尾聲】

和父母的竿燈節

在八月的東北地區，我聽說有許多與已故靈魂聯繫的祭典，例如盂蘭盆節會有的舞蹈活動。如果人死後，還有聯繫的方法，我會想帶家人去看看。在有這個打算時，剛好看到秋田竿燈祭的宣傳海報，於是我立刻報名參加。

在此，我想要藉著這次旅行，當作這本書的結尾。

「竿燈」字面上意思，就是指長長的竹竿上掛著燈籠。節慶期間，在交通管制的秋田大街上，一根根斜垂的竹竿上掛滿了點燃蠟燭的燈籠，像閃爍著神祕燈火的船隻一樣，搖搖晃晃地進場了。

小孩們在隊伍的前頭走，隨後是敲打鼓樂的女孩，最後是舉著特大竿燈的男人們。這樣的隊伍有好幾隊，一隊跟著一隊，走到遠處後再折回來，中間挾著分隔帶，讓整條大街彷彿變成光輝燦爛的河流。

當遠遠的某處傳出「嗶——」的哨子聲後，移動的隊伍便停了下來。只要不是自己特別想跟隨的隊伍，觀眾便會佇足觀賞暫時停在眼前的隊伍進行精采的技藝表演。

男人們將傾斜的竿燈垂直豎起，再緩慢而神奇地增加高度，高到幾乎追上了旁邊建築物的屋頂。長竹竿上掛著許多搖晃燈籠的竿燈，化為稻穗模樣的妖怪，搖搖晃晃地劇烈擺動了。當視線從搖晃的燈籠往下移時，目光所及是舉著巨大竿燈的一名男人，他只用一隻手舉著竿燈。

妖怪稻穗搖晃、搖晃，本以為男人只是要把竿燈舉到頭頂的高度，卻見他把竿燈放置在自己額頭上的一個點後，便鬆開雙手，腰部放低，並且配合竿燈的晃動，像螃蟹一樣的沙、沙、沙地挪動腳底，尋求平衡。

但表演還沒有結束，等在一旁的另一個男人瞬間就接手了那支竿燈。竿燈又是搖搖晃晃，男人把手伸向空中，把竿燈移放到自己的背上。他收縮腹部彎下腰，彎曲身體的關節，屁股向後，擺好姿勢，用腰部支撐著搖搖晃晃的竿燈，配合竿燈的搖晃移動腳步。

接著，又有不同的男人接走了竿燈，以一分鐘為限，不同的男人把竿燈移放在不同的身體部位上，有放在肩膀的，也有放在頭上的。巨大的竿燈在上面搖搖晃晃，而下面的人則像螃蟹一樣的移動。

生命的規模似乎是可以看得見的。這個不論到哪裡都不會改變的東西，在渺小的人類身上誇張地舞蹈著。瞬間即逝的人類，只能如煙火般的盡自己之力，然後讓下一個人來接棒。

這時，一個男人只用腰部的一個點來承接五十公斤重的竿燈，他是眾人矚目的明星。在黑暗的夜晚之中，我們看不清楚他的臉，但看著宛如明星的男人時，我們的心卻興奮地躍動著。還有一個翹著屁股、屁股向後伸的男人，明明姿態十分古怪，但為何看起來那麼帥呢？真是讓人不解啊。面對柔軟又怪異的竿燈，這些人是在展現對生命的最大抵抗嗎？好像在吶喊：「我們就算要死了，也是一個人！一個人！」我雖然看不清楚他們的臉孔，但能看到他們燃燒生命餘燼的光輝。

他們的動作越來越激烈，眼見竿燈要傾倒，卻又立刻豎了起來，並且被放置在頭上、肩膀上、腰上。竿燈晃動又晃動，轉動又轉動。渺小的人類累了嗎？燃燒著火焰的竿燈好像要往觀眾這邊傾倒了——但不行啊！觀眾們賣力地喊著：「加油！加油！」我也緊張得幾乎要停止呼吸了。他們更加賣力地支撐著竿燈，要傾倒了再豎直，要傾倒了再豎直……直到哨子聲再次響起，竿燈終於慢慢往下降了。

祭典活動開始之前，我們一群遊客也去秋田市民俗藝能傳承館，更近距離地瞭解竿燈的模樣，還實際接觸了竿燈。「能在祭典活動前先到這裡，真是太好了。現在還要讓我們試舉竿燈，瞭解它的奧妙。我想，光是要舉著竿燈就很難，更何況要舉著它進行表演，那種困難度絕對是多上好幾倍。」父親低聲說著。

為我們導覽的大哥告訴大家：

「首先，要將竿燈這樣放在右手的手掌上。用左手支撐著軸心。視線始終集中在最上面的兩個燈籠。不要讓竿燈晃動。這樣鐵定很重。不過，如果能維持好平衡，就會覺得竿燈變輕了。萬一感覺竿燈好像要倒下來時，不要企圖去控制竿燈，而是要隨著竿燈行動。也就是要配合竿燈的晃動，感覺到平衡後，再鬆開左手。」

「不可能，辦不到呀！」有遊客說。

「可以的！放開手！」導覽大哥鼓勵著說。

事實上，這種讓觀光客嘗試舉的竿燈，重量只有五公斤，是兒童用的竿燈。雖然看到觀光客一個接一個嘗試成功了，但我還是怎麼樣也不敢放開左手。我覺得我無法取得平衡。「完全不能鬆手呀！別人是怎麼做到的？」我激動地想著。

「對，可以看到這個真的很好。」

「要那樣舉著真的很困難。」

「太開心了。好興奮呀！」

父親和母親不停說著，好像也想和我一樣試著舉竿燈，但最終還是只有我做了嘗試。

祭典活動結束後，我們在秋田的一家餐廳裡一邊吃著稻庭烏龍麵，一邊談論著舉竿燈的趣事。我意識到：在我的人生當中，我的父母或許是最能把我的體驗當作自己的體驗的人。

因此，我的體驗，也成為母親的體驗。

很快就到了最後點餐時間。餐廳晚上十點半結束，隔壁桌的人比我們早離開餐廳。

「剛才隔壁桌的人呀，是媽媽讀幼稚園時教畫圖老師的兒子。」

「哦？可是這裡是秋田呀！沒錯嗎？」

「嗯。沒錯，他一定是畫圖老師的兒子。」

「媽，你們成年後有再見過面嗎？」

「我們一起讀到中學。」

「這樣呀……」

那個人應該不是母親說的人，因為聽隔壁桌的人談話內容，我覺得那個人應該是秋田本地人，而我不認為母親曾經來秋田學過畫。可是，我也不敢說那個人絕對不是母親認為的畫圖老師的兒子。

我們在秋田時，母親有過好幾次這種「似曾相識」的經驗。

「昨天也見過那個人吧？」

「之前也在這裡吃過拉麵。」

通常，所謂的經驗，是指被記憶下來的「什麼時候」、「和誰」、「在什麼地方」、「做了什麼事」，也就是人生只經歷過一次的事情。但是，一次的經歷就像一顆獨特、凹凸不平的小石頭，這樣的石頭被丟到河中，在河裡被水流沖洗，滾動的過程中，會慢慢變成和其他河中小石頭相似，成為圓而光滑的石頭。母親的人生經歷中，有各種經驗在滾動，每個經驗都取得了「什麼時候」、「和誰」、「在什麼地方」、「做了什麼事」等等的特定訊息，這些訊息雖然不一定能被想起來，卻或許變成讓人感到熟悉，又似是而非的訊息形態。

母親那樣的發言，可能是她自己人生的經驗被聚集在一起的關係。請別直接認為母親說的話「不合邏輯」、「不是事實」，認為那是毫無意義的話，若能從那些話裡撿拾到母親的情感，讓我們能更深入地理解母親，不是更好嗎？而且，經過這次的旅行，我覺得能夠這樣一點一點地增加幸福的經驗，是很好的事。

到目前為止，我都以家人和母親的朋友為中心來加深我們母女的關聯。

二〇一八年的七月，我們為母親申請了照護中心。之後，我們也加入了失智症家屬組織，希望能夠進一步擴展我們的世界。我覺得這樣做不僅對母親很重要，對我和父親也非常重要。

母親或許能透過新的社交，在照護中心的設施中培養出繪畫、唱歌或陶藝等新的興趣。而我和父親也可以藉由陪伴母親，參加一些娛樂活動，來避免精神意志消沉。即使母親罹患了失智症，我也不希望我們的生活完全被淹沒在「照護」的陰影中。人生需要多種情感的交織，因此我要更主動地參加各種娛樂和交流的活動，保持幽默感，同時堅定地舉起屬於我的竿燈，勇敢前行。

這本書若能問世，首先要感謝的就是河出書房新社的高木麗子小姐。她在每次看過我的原稿後，不僅會確實地指出文中的難懂之處，也在寫作上給了我許多意見。她也和我討論母親的症狀，我們一起對腦科學的知識感到吃驚，也一起探討人類大腦的可能性，並且感嘆著「這是怎麼回事啊」、「記憶真是不可思議的東西」。因此，我變得可以面對母親的負面狀態，也找到了寫這本書的方向。

還有，我當然也要感謝我的母親。母親被診斷得了失智症，至今已經兩年半了，但她仍然深愛著家人，也活得很有尊嚴。

二〇一八年八月

恩蔵絢子

【文庫版後記】

之後的母親與我

一個人即使得到了失智症，其「本性」並不會因此就消失。我要以此再次為本書做結論。二〇一八年八月出版的這本書至今已經三年了，但這個結論並沒有因為時間而改變。

我們對失智症感到害怕的原因，我認為是因為我們太重視「能力」了。一個人在小嬰兒的階段時，什麼也不會，但隨著成長，變得能站起來了，會說話了，然後上學了，懂得人與人之間的關聯性了，能夠去工作了……我們對能力的既有印象，就是能力會隨著年齡而持續提升。所以，我們會害怕生病，害怕老化會損傷我們的能力。有時甚至會有著殘酷的想法，認為「在這個社會上，如果沒有能力就沒有價值」。

然而做為人類，基本上除了能力之外，還有「情感」，那才是建立「一個人特質」的基礎。我想說：**如果我們努力去關注一個人的情感，而不是只看重能力，那麼就不會覺得失智症可怕了。**

但是，失智症是一種漸進式的疾病，所以這三年來母親當然也出現了很多變化。

母親現在已經很難和我一起在廚房做菜了。但她現在只要看到我在廚房，就會進廚房看我在做什麼。因為看起來她好像想要做什麼，所以我想對她說：「要不要切菜？」但後來我還是沒有說出口，而是說：「既然進來廚房了，就去洗個手吧。」母親洗完手，我才對她說：「可以幫我丟掉這個嗎？」那是一張包起司片的紙。母親說：「我幫你丟。」然後丟了起司片的紙。我沒有讓母親做複雜的事，而丟完紙的母親則是很滿足地回去起居室。母親精神好的時候會在家中來回走動，尤其注意待在廚房裡的我。我可以從這點確定母親對我的愛還是和以前一樣。能夠感覺到母親的愛，我就覺得放心了。

但是，也不能說這三年間我們的生活完全沒有問題。目前母親每個星期去日間照護中心三次，星期六、日有一夜的短住行程。這是從二〇二〇年的年底開始，而母親平日每天早上都很早起床，並且一張開眼睛就問父親「今天要做什麼」、「你還不想起來嗎」，這讓父親不能好好地睡覺，父親的身體因此變差了，所以每個星期有一天他們是分開來睡的。

而我，也從二〇二〇年的年底，不知不覺陷入了倦怠症候群好幾個月。那時母親經常大小便失禁，我盡量不露出驚訝的表情，也盡量不要生氣，努力控制自己的情緒來對應母親的情況。但是有一天，因為必須為父母做晚餐，我急急忙忙地趕回家煮飯，可是母親卻一口也不吃。雖然這只是小事，卻讓一直在情緒控制的我忍不住了，因為我想：「我都這麼辛苦了，你卻一點也不考慮我的心情，實在太過分了！」雖然我說過要努力把注意力放在關注母親的情感能力上，但或許是做過頭了，以至於壓抑不住失控的情緒。於是我離開家，有一小段時間沒和母親生活。

因為母親的母性特質還在，所以我從不因此感到害怕。但是，問題並不會因此就消失。後來，只能在新的問題出現時，再一次的去考慮對策、去適應。情況就是這樣地持續著。

如今，母親的問題是自言自語，伴隨著不停地抖腳。

似乎是以前的記憶鮮明地甦醒了，母親現在會突然說起從前的事，但那些事幾乎都不是真的存在，而且她還會反覆自言自語，內容大多是負面的事情。她一副沉溺在過去的事情裡，說著「先生啊」、「媽媽呀」的事，說什麼「老師說『夠了吧』，走吧！」相較於提起那些似乎很有內容的事情，母親更常反覆地說著「夠了」這句話。母親自言自語反覆說那樣的話時，通常是垂著眼瞼，眼睛看著下方的。那完全是無視「此時此刻」的現實的樣子。

當她只是坐在家裡，口中喃喃說著「夠了」的時候，還會一直抖著腳。還有，在我和父親沒有注意到的時候，母親也常常一個人跑到外面。

我細思母親為何會這樣，想到了這樣的事情。動物園對動物們來說，是一個狹小的空間，能夠給動物們的刺激太少了，動物們只能在那個貧乏的空間裡走過來又走過去的活動，或反覆抓癢，讓自己變成禿子。

獅子是肉食動物之王，最喜歡的食物是鹿肉。因為「你喜歡鹿肉，那就只給你吃你喜歡的」，於是每天給獅子鹿肉。並且固定每天給牠吃鹿肉的時間，把鹿肉放在一個固定的地方，這樣獅子就不會挨餓了。我們或許覺得這樣是對獅子好，但是，這樣反而會讓牠在籠子內焦躁地走來走去。

肉食動物的習性是在廣大的空間裡來回狩獵覓食，牠們並不知道今天會獵到什麼，也可能好幾天都不會遇到獵物。在這種現實的情況下捕捉到獵物時，是非常喜悅的。有變化是很重要的事情，每天都在同一個地方吃同樣的食物，即使是吃著自己最喜歡的食物，也會變成痛苦吧！

看到母親抖腳，我忍不住會湧出這樣的疑問。到底要怎麼思考這樣的事情才好呢？

在猜測這個人喜歡什麼時，只是參考過去的經驗，然後從其中推測出答案，真的足以面對每天生活中必須應對的事情嗎？

父親與母親每天中午都會去附近的家庭餐廳吃飯。因為母親無法從菜單中決定自己要吃的東西，所以父親就用二選一的方式，來讓母親做決定。「媽媽一直以來都不太吃生魚片，所以可以不用看生魚片那一欄」，在這樣的方式下，母親的選擇不是豬排就是拉麵。

在兩個選項中選擇一個，這是母親做得到的事情。幸好有這樣的選擇方式，我的父母得以解決了他們的午餐問題。不過，或許是每天的生活太相似，一再重複的生活讓母親總是低垂著頭，難道母親開始低下頭，選擇對周遭的一切視而不見了嗎？

不只在家庭餐廳。我現在和母親說話的時候，也是只能提出她能夠回答的「是」或「不是」的問題。我不能和她討論我複雜的戀愛問題，也不能和她訴說工作上的煩惱。複雜的問題當然沒有辦法和母親談論，因為若無法正確傳遞訊息的前後文意思，反而會造成彼此的負擔。只是母親會不會覺得，這樣的互動讓她不再被當作一個完整的人來對待了呢？

是二選一呢？還是完全沒有設限地給母親所有的選項呢？我覺得這有很大的探索空間。

我該提供怎麼樣的「自由」給有失智症的母親呢？

還有，這似乎也要考慮到我本身的自由。失智症者與他人的自由問題，是現在的我所關心的事。

二〇二一年　十月

恩蔵絢子

你忘了一切，卻沒忘記我

一個腦科學家給母親愛的告白，打破失智者喪失愛與能力的迷思

作者——恩蔵絢子
譯者——郭清華
副總編輯——簡伊玲
美術設計——王瓊瑤
校對——金文蕙
特約企劃——林芳如

發行人——王榮文
出版發行——遠流出版事業股份有限公司
地址——104005 台北市中山北路一段 11 號 13 樓
客服電話——（02）2571-0297
傳真——（02）2571-0197
郵撥——0189456-1
著作權顧問——蕭雄淋律師
ISBN——978-626-361-984-5

2024 年 11 月 1 日 初版一刷
定價——新台幣 390 元
（缺頁或破損的書，請寄回更換）

國家圖書館出版品預行編目 (CIP) 資料

你忘了一切，卻沒忘記我：一個腦科學家給母親愛的告白，打破失智者喪失愛與能力的迷思 / 恩蔵絢子著；郭清華譯. -- 初版. -- 臺北市：遠流出版事業股份有限公司, 2024.11
面； 公分
譯自：脳科学者の母が、認知症になる：記憶を失うと、その人は"その人"でなくなるのか？
ISBN 978-626-361-984-5(平裝)

1.CST: 老年失智症 2.CST: 阿茲海默氏症 3.CST: 通俗作品

415.9341 113015350

YL 遠流博識網 http://www.ylib.com
E-mail: ylib@ylib.com
遠流粉絲團 https://www.facebook.com/ylibfans